防弱者

らぬ間に不健康に陥る日本人

医療法人
KANEKO DENTAL OFFICE
理事長／院長
金子 泰英

幻冬舎MC

はじめに

医療技術の進歩がめざましい今、欧米を中心とした先進国では「予防医学」が着目されるようになっています。予防医学とは簡単にいえば「病気にかからないように予防する」という考え方です。

少し前になりますが、２０１３年にはハリウッド女優のアンジェリーナ・ジョリーが乳がん予防のために両乳房切除・再建手術を受けたことが話題になりました。遺伝子検査を行った結果、乳がんの発症率が非常に高い遺伝子の変異が見られ、乳がんが発病する前に切除を決断したのです。

これは極端な例ですが、実は、欧米では30年以上前から予防医学を国策として取り入れています。特に、アメリカは公的な保険制度がなく、病気にかかってから治療すると医療費が高額になるという事情もあり、国民一人ひとりの「病気になる前に予防する」という意識が高いのです。

一方、日本では、国民皆保険制度により医療費の自己負担が１～３割で済むため、病気になってから治療する「治療医学」が主流となっており、予防医学は重要視されていませんでした。

そのようななか、日本でもようやく予防医学が意識され、予防治療の第一歩となるような先進的な検査が導入され始めています。

例えば、生活習慣により日々変化している遺伝子の働きを解析してがんのリスクを知るｍＲＮＡケンコー検査、さまざまな症状を誘発し病気の原因ともなる食物アレルギー源を特定するＩｇＧフードアレルギー検査、手のひらに光を当てるだけで体内に蓄積している有害重金属を調べる有害重金属検査（オリゴスキャン）などがあります。このほかにも、超高濃度ビタミンＣ点滴や個人の体の状態に合わせて処方するオーダーメイドの医療用サプリメント、プラセンタ注射などが存在します。

しかし、高度な予防治療が導入され始めているにもかかわらず、そのほとんどが自由診療であるため、広く認知されるには至っていません。

日本は、世界のなかでも医療先進国といわれているのに予防医学の浸透が遅れている——

皮肉なことに日本人は「予防弱者」だといえるのです。

私は大学卒業後、とあるクリニックに就職し、その後独立して歯科医院を開業しました。

2012年からは完全自由診療に踏みきり、口腔内の病原菌に着目した全身管理や、歯科治療を通したアンチエイジングなど予防医療に取り組んでいます。さらに、ほかの医科の医師とも連携し、自由診療を中心とした予防治療に対応できる体制を整えてきました。

しかし、先にも述べたように日本には予防の意識が浸透していません。このような現状を受け、より多くの人に予防の大切さを知ってほしいという思いが強くなり、このたび筆を執ることにしました。

本書では、日本の医療制度が抱える問題点を明らかにし、国民の多くが「予防弱者」であることに警鐘を鳴らします。また、病気にならないために日本の医療制度とどう付き合っていけばよいのかも記しました。

将来の健康は、今をどう過ごすかによって大きく変わります。本書を通して多くの方が真の予防について知り、「予防弱者」から脱却することができれば、これほどうれしいことはありません。

予防弱者　知らぬ間に不健康に陥る日本人　目次

［第四章］　一人の医師の診断だけでは不十分
「セカンドオピニオンの活用」が真の予防につながる

［第五章］ 長く健康に生きるために——
ヘルスリテラシーを高め、〝予防弱者〟から脱却せよ

［第一章］

「病気になったら治す」では手遅れ……
知らぬ間に健康が損なわれていく
〝予防弱者〟たち

最期の約10年は不健康に過ごす？

日本は長寿国として世界的に知られています。

２０２０年の日本人の平均寿命は女性が87・74歳、男性が81・64歳となり、ともに過去最高を更新しました。厚生労働省によると女性は世界第1位、男性はスイスに次いで世界第2位の長寿です。コロナ禍でも平均寿命を更新しているのは大変すばらしいといえます。

一方、健康寿命という指標があります。これは２０００年にＷＨＯ（世界保健機関）が提唱したもので、「平均寿命から寝たきりや認知症など介護状態の期間を差し引いた期間」（厚生労働省）のことです。健康上の理由で制限を受けることなく日常生活を暮らすことができ、自分の身の回りのことを自分でできる期間が健康寿命といえます。この健康寿命と平均寿命との開き、つまり、要介護状態で暮らす期間の長さが問題視されています。

ＷＨＯが発表した２０２１年版の世界保健統計によると、日本人の健康寿命は女性が75・5歳、男性が72・6歳であり、平均寿命との差が約10年もあることが分かります。男性も女性も死亡するまでの約10年は、寝たきりになったり、認知症になったりと、誰かの

［図表1］　平均寿命と健康寿命の推移

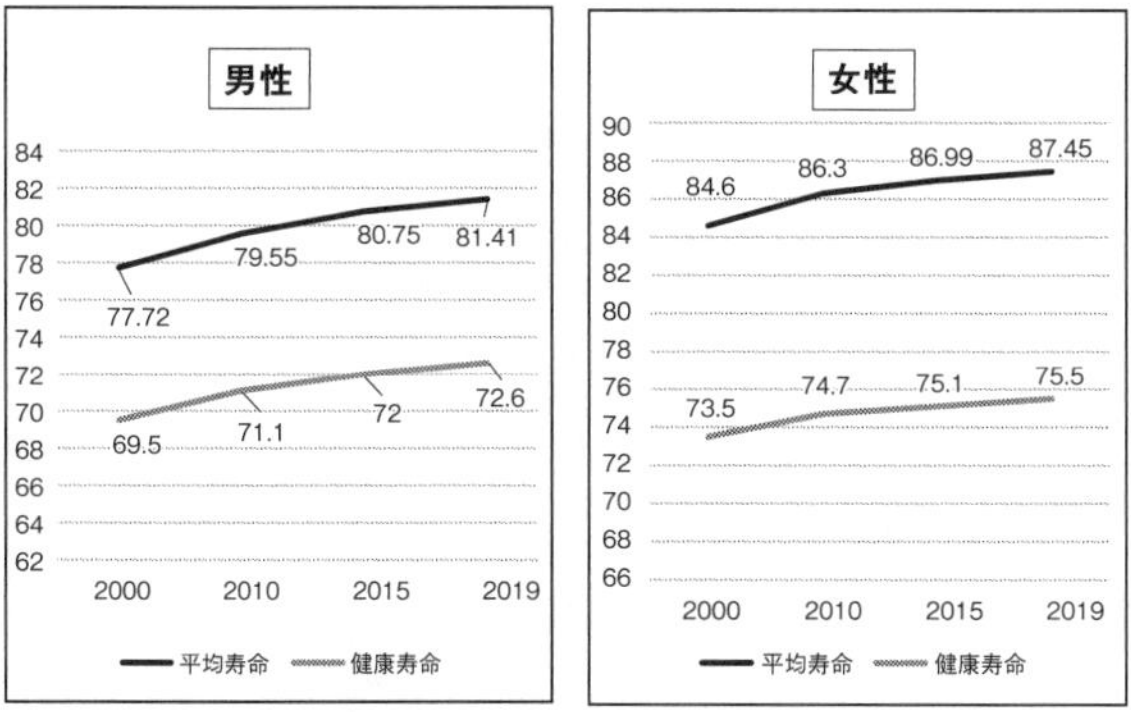

厚生労働省政策統括官付参事官付人口動態
保健社会統計室「令和２年簡易生命表」
WHO「国別平均余命と健康寿命のデータ」より作成

［図表2］　世界健康寿命ランキングと平均寿命差

健康寿命の順位	国名	健康寿命（年）	平均寿命（年）	平均寿命と健康寿命の差（年）
1位	日本	74.1	84.3	10.2
2位	シンガポール	73.6	83.2	9.6
3位	韓国	73.1	83.3	10.2
4位	スイス	72.5	83.4	10.9
5位	キプロス	72.4	83.1	10.7
5位	イスラエル	72.4	82.6	10.2

WHO「世界保健統計報告書 2021年版」より作成

介護を受けながら不自由な生活を送ることが多くなっているということです。

これは何も日本に限った問題ではありません。世界各国で、介護を必要とする期間の拡大は懸念されています。誰しも健康な毎日を送りたいと願うものですが、介護期間が長いということはそれだけ医療費を含む社会保障負担が増えることになるため、国家としても大きな課題となっているのです。

アメリカの予防意識が高い理由

健康寿命を延ばすためには病気にならないことが必須であり、そのためには自身で病気を予防することが必要です。

欧米の先進国では、30年以上前から病気になる前に予防する「予防医学」を国策として取り入れています。アメリカを例に挙げると、アメリカでは１９７９年に米保健福祉局（ＨＨＳ）が中心となり、乳児、子ども、未成年、成人、高齢者の５ライフステージ別に目標を設定した「ヘルシーピープル」を公表しました。さまざまな健康項目ごとに具体的な目標値を掲げており、現在でも目標と現実とのギャップを埋めるために10年ごとに見直され、アメリカの健康政策の指針になっています。

またアメリカはサプリメント大国といわれており、国民の約7割がサプリメントを摂取しています。２０１８年度のアメリカのサプリメント市場は２４４億ドル（約2兆６７００億円）であり、依然として拡大基調が続いています。市場拡大の要因の一つとして、医療費負担の増大と健康意識の向上を背景に、消費者が疾病の治療から予防に焦点を移しつつ、より健康的なライフスタイルを求める傾向が強まっていることが挙げられます。

さらに、アメリカ医学会は「食」「ストレス」「運動」「環境」にフォーカスを当てた「ライフスタイル医学」を推進しており、患者だけでなく医療者の教育にも力が入れられています。

アメリカで予防医学が浸透しているのには、公的な医療保険制度がないことが大きく関係しています。アメリカの公的医療保険は、65歳以上の高齢者や障害者、低所得者のみを対象とするものであり、現役世代は民間の保険会社と契約しなければなりません。あくまで民間の商品であるため、どの病気をどの程度保障するかは千差万別です。保険の加入自体も義務ではなく、未加入の人も多数います。そもそも医療費自体が高額なこともあり、保険を適用しても保険料が高額になることは避けられません。

このように、公的医療保険が存在しないアメリカでは、病気にかかってから病院に行くと非常に高額な医療費が掛かるため、予防意識が徹底されているのです。

公的な保険制度があるドイツの予防意識

欧米で予防医学が浸透しているのは、何も治療費が高いという理由だけではありません。もう一つ例に挙げると、医療先進国であるドイツは日本と同じく国民皆保険の国であり、ドイツに住む人たちは全員医療保険に入らなければなりません。誰もが等しく医療を受けられるため、日本と同じく「病気になったら治す」という意識があってもおかしくありませんが、現実は異なります。ドイツでは「クア（療養）」という医療制度を取り入れ、国策として予防医学に取り組んでいるのです。古来、ヨーロッパでは「ナチュロパシー（自然療法）」という予防医学が親しまれてきました。これは人の手が加わらない自然要素を取り入れたセラピーや、薬用植物や野菜の栄養素などを体に取り込む食事療法、また、食事、運動、娯楽、睡眠など、日常生活の行為を利用する規律療法などを総称します。そして、治療、療養のための場所を「クアオルト」といい、場所や施設を利用するには健康保険制度が適用されるのです。現在は治療以外でも健康づくりとして活用されており、少し体調が悪い、なんとなくだるいといった理由でもクアオルトを訪れる人が多くいます。国民のなかに「病気になる前に治す」という意識が深く根づいているのです。

知らず知らずのうちに予防弱者となっている

一方日本はというと、世界有数の医療先進国でありながら予防医学の浸透は遅れています。アメリカと異なり、国民皆保険制度があることで治療してくれる病院に頼ることが多くなり、自分で病気を未然に防ぐという意識が薄くなるのです。

「私は運動もしているし、食事にも気をつけている、たばこも吸わない」と健康維持に自信がある人も、予防医療の存在は知らなかったり、無関心だったりすることが多いように感じます。これは主に日本の保険制度に問題があるのですが、実は日本の医療も予防治療は非常に進化しており、健康寿命の延伸を大きく左右する要素になっています。例えば、遺伝子検査によるがんリスクの分析やアレルギー検査が可能となり、検査結果を基に生活習慣を変えることで、がんのリスクを軽減したり、アレルギーの発症を回避したりできるようになりました。

抗酸化力や免疫力を高める高濃度ビタミンC点滴や、オーダーメイドの医療用サプリメントの処方といった予防医療を行うクリニックも増えています。しかし、それらは自由診療となるため広く認知はされていません。予防をしているつもりでも、十分な予防になっていない。日本人の多くは、知らず知らずのうちに「予防弱者」になっているのです。

超高齢社会で医療費が上がる

このまま多くの日本人が予防弱者のままでいた場合、今後さまざまな医療問題に直面することが予想されます。単に健康で過ごせる期間が短くなるという問題だけでは済みません。

まず、医療費の増大について、無視できない影響を及ぼします。

［図表３］　社会保障関係費の割合

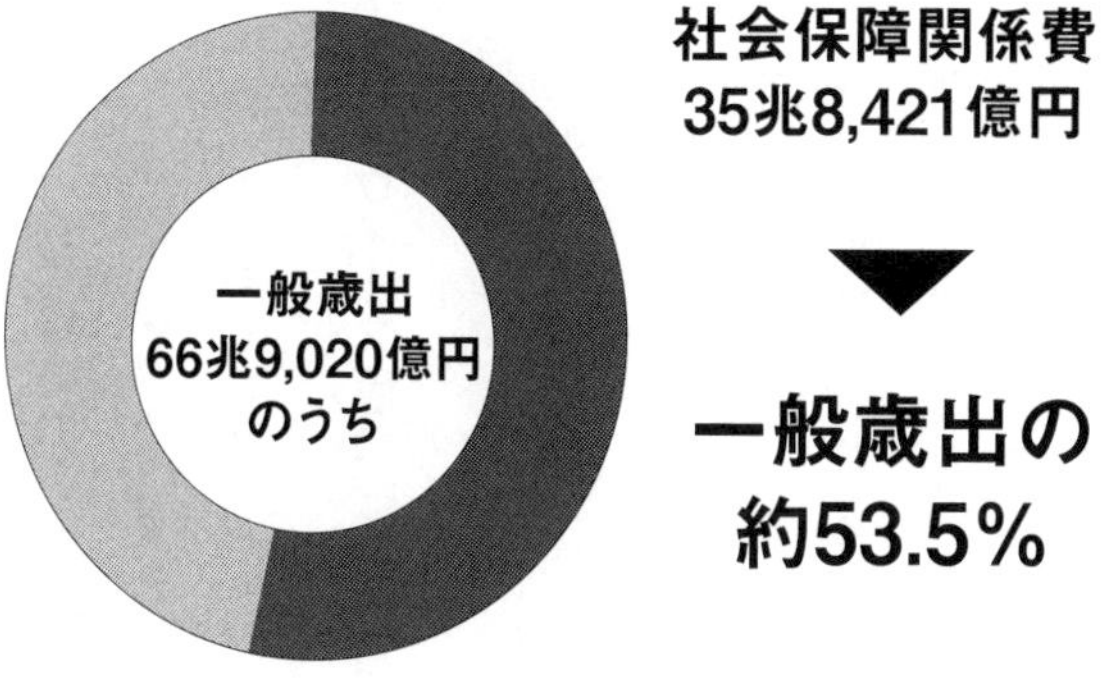

財務省「令和３年度予算のポイント」より作成

前提として、年金、医療、介護、子育てといった分野にかかる日本の社会保障費は、国の予算全体の3分の1を占めています。２０２１年度は、２０２０年度の当初予算より１５０７億円増え、過去最大の35兆８４２１億円となりました。超高齢社会では、高齢者の医療費がかさむことで、現役世代の健康保険料が上昇することも問題となっています。「支えられる側」の高齢者が増加する一方で、「支える側」の若者が減少するため、社会保障費が逼迫してしまうのです。

　そのため、２０２２年後半からは、年収２００万円以上の75歳以上の後期高齢者の医療費負担を1割から2割に引き上げることが決定しました。40歳以上の健康保険加入者が支払う介護保険料も年々増加しています。

こういった状況を受けて、厚生労働省は医療費削減のためにがん検診や生活習慣病の予防に力を入れるなど、予防医療を推進しています。しかし、その施策が功を奏しているという報告はまだありません。

新型コロナウイルス感染症が落ちついても病床は足りない

予防弱者が増えることは、医療費だけでなく、医療全体の逼迫にもつながりかねません。「病気になったら病院で診てもらう」ことが当たり前の日本でしたが、新型コロナウイルスの蔓延によって病床が逼迫した際には、「具合が悪くても入院できない」「救急車を呼んでも来ない」という事態が発生しました。

感染症の蔓延はいずれ落ちつくかもしれません。しかしこの経験は、今後超高齢社会がますます深刻化するなかで、自分が病気にかかっても治療を受けられない状況が起きるのではないかという想像を抱かせ、不安を感じさせるに十分なものでした。

広く知られていることですが、社会の高齢化の進行を示す言葉として、高齢者（65歳以上）の人口の割合が全人口の７％で「高齢化社会」、14％で「高齢社会」、21％で「超高齢社会」とされています。２０１７年の総務省の統計によれば、日本の高齢者人口の割合は28・７％でした。次の言葉を新しく考えないといけないレベルです。内閣府の「令和２年版高齢社会白書」では「２０３６年に33・３％で３人に１人が65歳以上に、２０６５年には38・４％に達して、国民の約２・６人に１人が65歳以上の者となる社会が到来すると推計」されており、今後も高齢化は進行の一途をたどる見込みです。

　高齢者ほど、身に不調を抱えることが多くなり、病院にかかる機会が増えるのは当然のことだとすれば、日本の医療が、この急速な高齢化に対応できるのか疑問を感じずにはいられません。

必要なときに診てもらえない「医療難民」が増加

　わが国では、病床だけでなく医師が足りないという問題もあります。これは地方では特に顕著で、依然として無医地区とされる地域もたくさんあります。高齢者は増え、病院にかかる人は増えるのに、医師が少ない。当然ながら、医療をスムーズに受けることが難しくなっていくのです。

これは医科だけでなく、歯科も同様です。

私は栃木県で開業していますが、地方では人材が集まらないという問題に直面します。私もそのうちの一人です。私は東京の大学に通っていたので、そのまま東京で開業すれば大学を通じて知り合った知人を頼ることもでき、人手に困ることはなかったでしょうが、その後地元の栃木で開業するとなると、常勤で一緒に働いてくれる歯科医師を探すのは困難でした。

そもそも、地方は都市に比べて健康意識が低い傾向にあります。少し古いデータになりますが、厚生労働省の「国民健康・栄養調査（平成22年）」のなかの「都道府県別の肥満及び主な生活習慣の状況」によると、肥満者（男性のみ）の割合が高い都道府県は上から沖縄県、宮崎県、栃木県、福島県、徳島県という結果でした。また、1日の歩く歩数の少なさでいうと男性は鳥取県、青森県、新潟県、女性は山梨県、秋田県、鳥取県が少ないという結果が出ています。ほかにも、習慣的に喫煙している者の割合、飲酒習慣者の割合などにおいても地方が上位を占めています。理由は食文化や気候、交通網の発達度合の違いなどさまざま考えられますが、地方の健康意識が低いことは明白です。健康意識が低いということは高齢になって病気にかかる人が多いということでもあります。そうなると治療するだけで手一杯になり、結果として地方の医師は人手不足に陥っているのです。

このまま高齢化が進行すれば、「医師は少ないのに、患者が増える一方」という状況がより深刻な問題として多くの人の身に降りかかることになります。治療が必要な状態なのにすぐに医師に診てもらえない、いわゆる「医療難民」が増えることが予想されます。

実際に、病院に行って診察まで何時間も待たされた経験は誰にでもあるものだと思います。予約システムを上手に取り入れている医院も増えてきていますが、「病気になってから治す」という意識を変えない限り、誰もが将来、治療を受けたいときに受けられないという事態に陥る可能性はなくならないのです。

高齢化と同時に少子化も進むなか、医師の人数が急激に増えるということは、よほど大きな政策の転換でもない限りあり得ないように思います。「何かあったら医者に頼る」という考え方自体を変えていくことがかつてなく重要になっています。そのためにも、予防医療への関心を高める必要があるのです。

寝たきりの高齢者が少ないスウェーデン

ここから少し歯科の話に移りますが、歯科の側面から見ても日本と海外の予防意識の差は明確です。現在、歯科医療が世界一発展しているスウェーデンでは、寝たきり高齢者の数が少なく、一方で日本はその3倍であるといわれています。また、高齢者の歯の残存数にも大きな隔たりがあります。

歯科への通院目的を調査した結果を見ると、スウェーデンとアメリカは予防目的が圧倒的に多く、対照的に、日本では虫歯治療が主流であることが分かります。いかに日本人が普段から歯に気を使わないかが見て取れます。

歯を失うのは決して年齢のせいだけではありません。一人ひとりが歯に対して重要性を理解し、日々の予防を徹底することにより歯の寿命は確実に延ばすことができるのです。

スウェーデンでは、地域ごとにホームドクターが決まっています。1年間のうちに1～2回は定期健診、クリーニングを受けないと保険が下りない制度になっているので、国民

[図表4]　日本・アメリカ・スウェーデンのオーラルケア意識調査

これまでに歯科医院で受診した診療科目

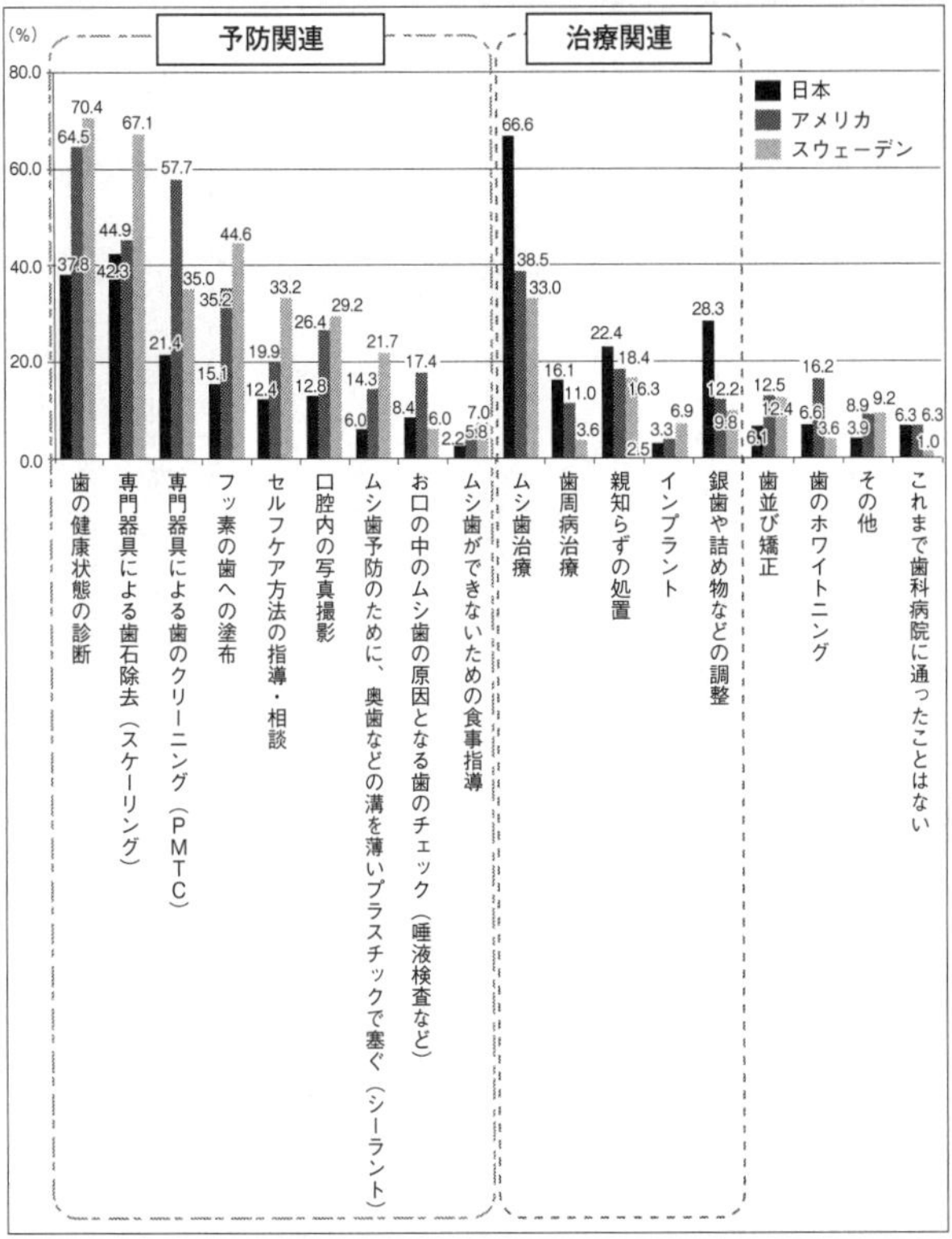

出典：「日本・アメリカ・スウェーデン3カ国のオーラルケア意識調査 Vol.2」
ライオン株式会社 2014 調査

全体が虫歯や歯周病になりづらい環境になっているのです。これにより国民の歯は年を取っても残るようになりました。歯周病は誤嚥《ごえん》性肺炎や脳梗塞、心筋梗塞、糖尿病といった疾病の原因となったり、悪化の要因になったりすることがあります。歯科分野でのこうした取り組みが、健康寿命の延伸にもつながるのです。

高齢化に伴う社会保障費の増大、それを補うための増税など、議論が絶えない昨今ですが、私は、まずなによりも「予防を重視し、病気にならないようにする」ことが第一だと考えています。日本でも国民一人ひとりが歯の重要性を知り、定期健診、クリーニングなどの予防を率先して行うことが、健康寿命を延ばすカギになります。

予防歯科が普及しない日本

スウェーデンは、１９７０年代頃までは歯周病で歯を失う人が非常に多い国でした。そこで国全体でシステムを変え、19歳までは歯科の予防と治療は無料、それ以降は治療に関しては自費負担にしたのです。このシステムのおかげで、予防王国といわれるほど人々の予防意識が向上し、スウェーデン人の虫歯は減りました。幼い頃から、どうすれば虫歯にならないか、どうすれば歯周病になりにくいかを叩き込まれて、結果として生涯を通しての治療費負担を軽減するライフスタイルが定着したのです。

日本もこのシステムを踏襲すれば歯科の医療費は減るはずです。さらに歯科だけではなく、歯周病から付随する病気も減って、医科の医療費も減ることが予測されます。

日本ではテレビで「この食べ物が血圧を下げる」と流れると、次の日にはスーパーからその食材がなくなってしまうといったことが起こるほど、一般的な健康意識は高いように思われます。しかし、先に挙げた「通院目的」のグラフを見ても、歯に対しては、それほど敏感ではないようです。スウェーデンのように国を挙げて予防をするぐらいでないと、予防意識の向上は見込めないのかもしれません。

かつて私自身、当時指導を受けていた先生から「日本はスウェーデンから20年遅れている」と言われたことがありますが、「日本は先進国で医療技術もしっかりしているのだから、そんなわけはない」と思っていました。その後スウェーデンに行って歯周病の勉強をした際に、「日本が20年遅れているのは本当だ」と実感したのです。先生が言っていたのは、日本は改革が行われる前の、１９７０年代のスウェーデンと同じように予防歯科の意識が低い、という意味だったのです。保険診療で虫歯の治療をするのも大切ですが、一方でしっかりと歯の大切さを教え、予防意識を高め、歯磨きの仕方から直していかなければまた虫歯ができますし、歯周病も治らないということを痛感したのです。

日本でも保険診療の範囲で予防歯科に取り組んでいる歯科医はいますが、そうするとなかなか経営が成り立ちません。そのため、日本では予防歯科が普及しないという問題もあるのです。

私は開業してから20年以上歯科医師として勤めていますが、この先も予防中心の保険制度に変わることはないと思ったため、約10年前に自由診療のみに切り替えました。

口臭の有無で分かるスウェーデンの予防意識の高さ

スウェーデンでは、老人介護施設の見学に行ったときにも驚きがありました。

施設に入ったときに、ツアーを企画してくれた先生から「何か違うと思いませんか?」と言われたのですが、それは「におわない」ということでした。

日本で高齢者の口腔ケアのお手伝いに行くと、口の中まで管理がされていない人がほとんどで、歯周病が多く、口臭も強くなってしまうことを感じていました。しかし、スウェーデンの施設では高齢者に口臭がありません。これは予防意識が高く、高齢者も口の中の管理が徹底されているからなのです。

歯周病は誤嚥性肺炎（食物や唾液が誤って肺に入ってしまい起こる肺炎）を誘発することも分かっているので、老人介護施設で口の中の管理を徹底することは、誤嚥性肺炎での死亡率を下げることにも役立っています。口の中をきれいにしておくことは、細菌の繁殖を抑え、さまざまな感染症を防止するためにとても大事なのです。

予防弱者にならないようヘルスリテラシーを高める

歯科から話を戻しますと、健康や医療に関する情報を入手、理解、評価、活用するための能力を「ヘルスリテラシー」といいます。体に不調を感じたときに、ネットや本などで病気について調べたことがある人は多いと思います。しかし、信頼できる情報が何かを見極めないと、間違った治療法を選んで病気が悪化してしまう可能性もあるのです。

実は日本人のヘルスリテラシーのスコアが諸外国に比べて低いことが明らかとなってい

ます。ヘルスリテラシーのサイトを運営している中山和弘氏（聖路加国際大学看護情報学）によると、日本でヘルスリテラシーが低いと考えられる背景として「プライマリー・ケア（身近にあって何でも相談できるケア）の不十分さ」「インターネットを含めた情報の入手先の問題」「子供のころからの健康教育体制」などが挙げられています。

ヘルスリテラシーの低さは、予防弱者を増やすことにもつながります。高齢化に伴う医療費増大についてはもちろん、高齢者の場合には、手術を受けられるだけの体力がなかったり、通院自体が困難になったりと、現実的な問題が多くあります。かからなくて済む病気なら、かからないに越したことはないのです。若いうちから予防意識を高めることが、健康な老後を過ごすために重要だと私は考えています。

［第二章］

多くの国民が知らない保険診療の限界
疾病予防のカギは自由診療が握る

国民皆保険制度のリスク

日本では国民皆保険制度によって、誰もが保険診療を受けられます。

国民皆保険制度のメリットは、なんといっても治療費が安いということです。これだけ高度な治療を安く受けられる国は、世界でもそう多くありません。

公的医療保険制度がないアメリカでは、MRIやCTを撮るだけでも何十万とお金がかかります。簡単に病院にかかることができないことは、新型コロナウイルスでの死亡者が激増した要因にもなりました。アメリカは2020年3月中旬にニューヨーク州で感染爆発が起こって以降各地に飛び火し、3月末には感染者数は世界一となりました。死亡者数は、4月にはベトナム戦争、6月には第一次世界大戦のアメリカの戦死者数を上回り、2021年現在、なお感染者数は増え続けています。この感染者数増大は、医療制度の問題として、アメリカの医療保険制度がこのようなパンデミックに有効に対処できなかったということが指摘されています（「アステイオン93号」新しい「アメリカの世紀」内論考「アメリカニズムと医療保険制度」より）。

［図表５］　医療保険の仕組み

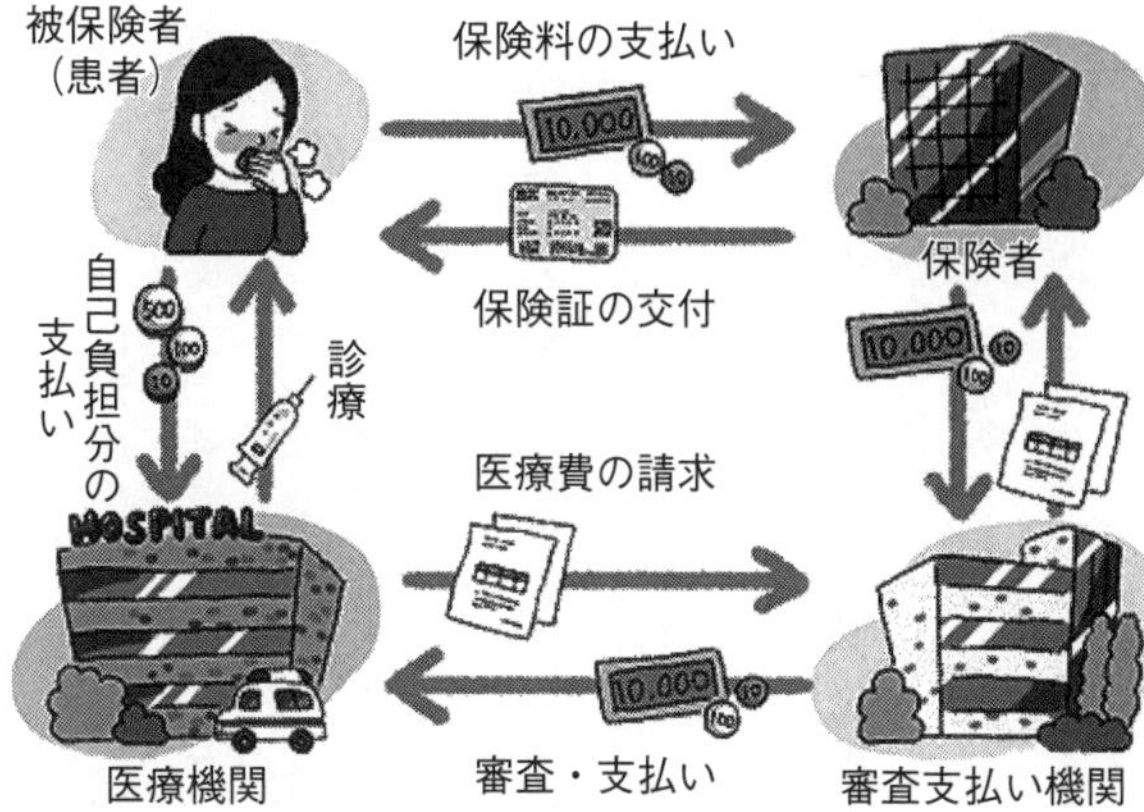

出典：健康保険組合連合会けんぽれん

アメリカでは国民皆保険制度が存在せず、高齢者、障害者、低所得者、低所得の子どもを対象にした保険制度のみが存在します。それ以外の人は民間保険に加入していますが、保険料が高額なため、国民の６人に１人は無保険者となっています。そのため、病気になってもお金がなくて病院に通えない人が多く、やむを得ず手術や入院をした場合は高額な医療費を払えずに破産してしまう人もいるのです。

日本の国民皆保険制度は、１９６１年にスタートしました。国民皆保険制度は、相互扶助の精神に基づき、病気やけがに備えてあらかじめお金（保険料）を出し合い、実際に医療を受けたときに、医療費の支払いに充てる仕組みです。患者はかかった医療費の原則1～3割の負担で済み、残りは自分が加入する医療保険から支払われます（保険給付）。

この制度は、いつでも、誰でも、平等に医療を受けることができるすばらしいものですが、近年はこの制度が維持できるかどうかが疑問視されるようになってきました。

第1章で述べたとおり、超高齢社会において社会保障費が膨れ上がっているため、医療費の自己負担割合が今のままでは社会保障制度が破綻してしまう可能性があります。そのため、今後医療費の自己負担割合が高くなったり、社会保険料が値上げされたりすることが予測されるのです。

国民皆保険制度の弱点①　予防治療には適応しない

世界から高い評価を得ている日本の国民皆保険制度ですが、実はいくつかの弱点があります。お伝えしてきたように、高騰する医療費を減らして国民皆保険制度を維持するためには、一人ひとりが病院にかかる機会を少なくすることがポイントとなり、そのために予防が重視されています。

しかし、国民皆保険制度では、予防治療は保険適応範囲外となっています。国民皆保険制度は治療がメインであり、治療病名がついていないと保険治療が成り立たないのです。そのため、国を挙げて病気の予防を推進しているにもかかわらず、予防がおろそかになってしまうという矛盾が生じてしまいます。

皆さんも風邪をひいたときは病院に行きますが、風邪予防のために病院には行かないでしょう。風邪を予防するためには「高濃度ビタミンCの点滴」などの予防治療は存在するのですが、保険治療が当たり前になっている日本ではあまり知られていないのが現状です。

国民皆保険制度の弱点② 病院の経営維持のため混雑する

病院に行くと混雑していて、何時間も待たされるという経験をしている人は多いと思います。長く待ったにもかかわらず、診療時間は短く、「待ち時間は3時間で診療は3分で終わった」という話もよく聞きます。なぜこんなことが起こるかというと、実は国民皆保険制度が原因の一つでもあるのです。

医療の診療行為は内容によって保険点数が国から定められており、一点を10円で計算しています。例えば200点の診療だと、×10円で2000円が医療費になります。そして、患者の負担割合は、加入している保険の種類や年齢によって異なりますが、2割負担だと400円、3割負担だと600円が患者の支払う金額となります。残りの医療費は加入している健康保険組合から医療機関に支払われるという仕組みです。

国民皆保険制度のおかげで、患者側は平等に低負担で医療を受けられる一方、病院側は保険点数が決まっていることにより、患者をたくさんさばかないと経営が成り立たないという面があります。そのため、ひどい混雑状態でも患者を受け入れざるを得ないという面があるのです。

そして、一人ひとりを長時間診察していたのでは多くの患者をさばけず、診療時間がどうしても短くなってしまうため、先ほど述べた「待ち時間は3時間で診療は3分」ということが起こるのです。

さらに、病院では最新の治療機器を導入するなど設備投資も必要です。自由診療の病院であれば料金を自由に決められるため、最新の治療機器に対する料金は治療費に含めることができます。その分患者はレベルの高い医療を受けられるのでお互いにメリットが生まれます。しかし、保険診療の場合、点数で料金が決まっているので、どうしても人数をさばいて点数を上げないと、設備投資の費用が回収できなくなるのです。

国民皆保険制度の弱点③　診療報酬が優先されてしまう

超高齢社会で、すぐに医療が受けられない状況になることへの危惧がある一方、受けなくてもいい治療が蔓延しているという事実もあります。

例えば、保険診療の点数が高い「胃ろう」は、病院が経営維持のため無駄に行っているのではないかと問題視されました。胃ろうとは、お腹に小さな穴を開けて胃までチューブを通し、そこから栄養を摂る方法です。口から食べることが難しい人や、誤嚥性肺炎を繰り返している人に行われますが、ご本人が意思疎通できない状態で行われることが多いという問題がありました。しかし、胃ろうの診療報酬の点数は１００７０点と高かったことから、日本では海外と比べて胃ろうを造設する治療が多かったのです。

一方で、日本老年医学会は、「本人の尊厳を損なう恐れがある」として、高齢者における終末期の胃ろうは慎重に判断していくべきだという立場を表明しています。

厚生労働省も胃ろうの造設に当たって、嚥下機能の評価や嚥下回復率35%以上という基準を設けています。２０１４年には、病院が回復の見込みがない人へ胃ろうを造設することを防ぐため、胃ろうの診療報酬の点数が１００７０点から６０７０点に引き下げられました。

すると、２００８年では８３４８件の胃ろう造設が行われていたのに対し、２０１４年では５０６４件と減少し、点数に縛られる病院の実態が明らかになったのです。

国民皆保険制度の弱点④　治療の範囲が限られている

保険診療では治療の範囲が限られ、十分な治療ができないケースもあります。

例えば歯科の場合は、歯に使用できる材質が、保険診療と自由診療では異なります。日本では、昔から安価で強度の高い銀歯を入れる場合は保険診療の範囲で、白いセラミックの歯を入れる場合は自由診療でした。

ただ、最近は見た目の問題や金属アレルギーの人が増えたことから、レジンという素材で作られる白いかぶせものが保険適用となりました。しかし、レジンはセラミックとは異なり、強度が十分でない、変色しやすいという問題があります。また、保険診療の範囲では、レジンは限られた（上下とも6番目の）歯にしか使えないといった決まりごともあります。

そもそも、海外では日本のように口の中に金属を入れることが少なく、銀歯を入れること自体が珍しいものとされてきました。最近は金属が高騰していることから日本でもメタルフリーの流れとなっていますが、見た目的にも、材質的にも優れた素材を自分の好きな部分に使いたいとなると、自由診療になってしまうのです。

自由診療を知らない日本人

このように国民皆保険制度には弱点がありますが、日本人の多くは保険診療しか知らず、自分で治療法を選択するということが浸透していません。一方、自由診療を掲げるクリニックも増えています。

自由診療とは、公的な医療保険制度が適用とならない全額自己負担の診療のことを指します。予防医療をはじめ、不妊治療（一部保険適用あり）、代替療法、美容整形、国内で未許可の医薬品を使用する場合、保険適用外の医薬品を用いる場合などに自由診療と判断されます。

歯科の場合は、歯列矯正やインプラント（一部保険適用あり）、ホワイトニング、予防歯科などが自由診療となります。また、保険診療と自由診療の併用は混合治療として原則禁止されており、どちらか一方しか選ぶことができません。

保険診療は「この病気ならこの治療法」といった決まりや制限がありますが、自由診療の場合は患者一人ひとりに合った、オーダーメイドの医療サービスが受けられます。保険制度の細かい規制や枠組みに左右されることなく対応できるので、健康意識の高い患者が受けています。

自由診療は全額自己負担であっても、予防治療ができることで、将来大きな病気にかかるリスクが少なくなります。健康で長生きするためにも、自由診療での予防治療を上手に活用していただきたいと考えています。

［図表６］　代表的ながん治療法

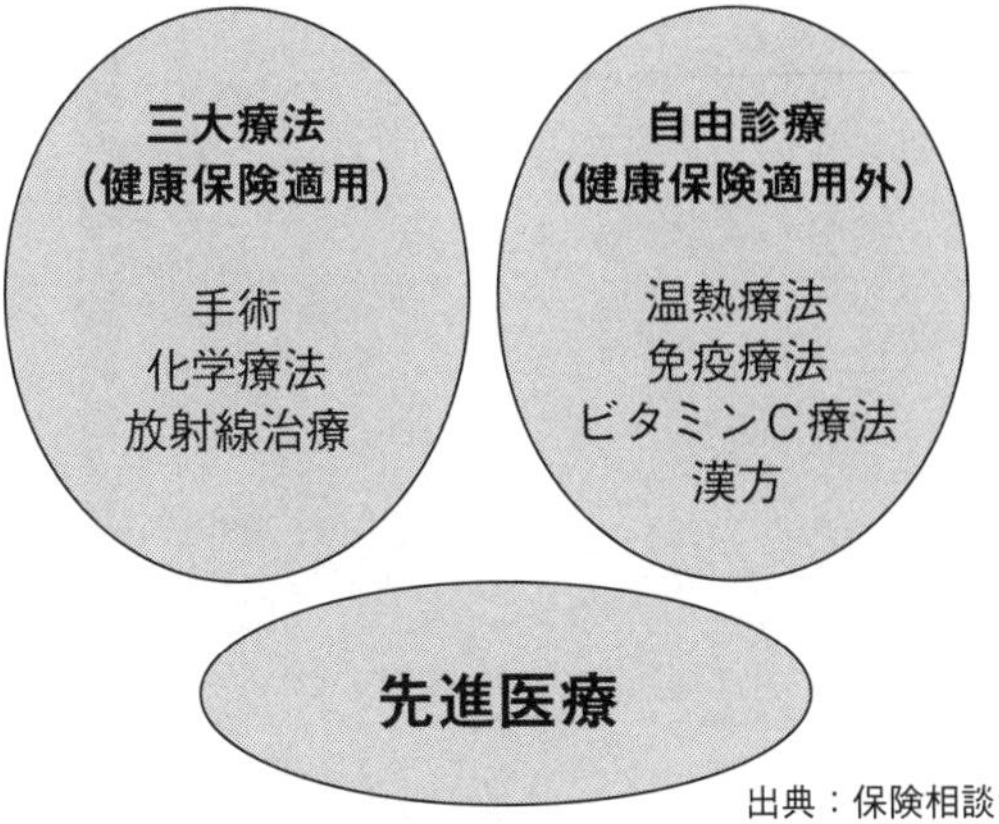

出典：保険相談ナビ

先進医療は保険がきかない？

　自由診療とも保険診療とも異なるものとして「先進医療」があります。

　がん治療では重粒子線治療や陽子線治療が代表的な先進医療です。歯科でいうと、自分の血液を採取し、その血液を遠心分離にかけ、抜《ばっ》歯《し》窩《か》などに血小板のかたまりを入れて骨を再生させるＣＧＦ（Concentrated Growth Factors）法などがあります。

　先進医療の技術料は全額自己負担になりますが、それと同時に行われた診察や検査、投薬や入院にかかる費用には、医療保険が利用できます。ただし、先進医療を受けられる医療機関は、厚生労働省に届け出を済ませた特定の医療機関に限られます。

保険診療と自由診療のメリット・デメリット

繰り返しになりますが、国民皆保険制度による保険診療には予防治療が含まれないため、十分な予防治療を受けている人は少なく、日本では予防弱者が増えています。私は、決して保険診療が悪だとは考えていません。保険診療、自由診療ともにそれぞれメリット・デメリットがあり、それを理解して治療を受けることが重要です。

日本では、自由診療＝金儲け主義、という誤解をしている方も少なくありません。しかし、歯科では最低限の治療＝保険診療、高水準の治療＝自由診療という住み分けがあり、保険診療だけで患者が満足できる治療を行えるかは疑問です。

インプラントや矯正治療に保険がきかないのはご存知の方が多いと思います。自由診療は高度な材料を使うことが目的でなく、患者にとって最適な治療を選択するための診療です。保険診療とは異なり、治療方法や治療時間に制限はありません。よって、最先端の技

［図表7］　保険診療と自由診療のメリット・デメリット

	メリット	デメリット
保険診療	・自己負担金が少ない ・基本的にどの病院でも同じ治療が受けられる	・予防医療ができない ・混雑している病院が多い ・保険点数を上げることに躍起になる病院がある ・治療内容に制限がある
自由診療	・予防に医療が使える ・治療法の選択肢が広がる ・技術のレベルが高い ・ゆっくりとカウンセリングをしてもらえる ・患者のニーズを重視する ・最新技術を利用できる	・病院によって料金が異なる ・費用は全額自己負担

術や材料を用いて、しっかりと治療することが可能となります。

私は、自分の歯を保存することがまずは重要だという考えから高度な治療を行っていますが、これは保険が適用できません。そして保険と自費を併用すると混合治療となり厚生労働省からペナルティが下されます。

「この歯を残すにはこの材料を使いたいな」と思っても、保険治療を希望されている場合はそこで制限されるため常に妥協案になってしまいます。保険適用範囲内での治療は不具合が起こりやすく、再治療になることも多くなります。結果、その繰り返しで歯を失うことにもなりかねません。

自由診療での治療では、患者の歯と健康のためにより良い治療を提供することができるので、これまで保険診療のみを行ってきた方には、選択肢を広げてもらいたいと思います。

歯科に自由診療が多いのはなぜか

医科では、歯科に比べて保険診療でできることが多いという印象があります。この背景には、やはり歯科よりも医科が重視されており、保険診療でできることを医科で増やせるよう、厚生労働省が基準を変えていったことが関わっていると思います。

歯科でも、ハイブリッドセラミックの歯が保険適用になるといった変化はありますが、歯科よりも医科のほうが優遇されているという感覚は否めません。私は、歯科でも保険診療でできる範囲を広げるべきだと主張するつもりはありません。むしろ、日本の医療費の逼迫状況を考えると、医科も予防医療を重視して、自分でつくってしまった病気は自分のお金で治すという方向にシフトすべきではないかと考えます。歯科でいえば、銀歯や白いレジンを保険治療で入れる必要はなく、生活習慣による虫歯の治療費は自分で負担するというシステムにすれば、もっと真剣に予防に取り組むようになり、歯科の医療費はぐっと下がるはずです。

　医科歯科ともに自己責任の病気の治療費は自分で負担するようになれば、その分医療費以外の社会保障費に予算を割けるようになり、出産、育児、介護などを手厚くサポートできる体制になるはずなのです。また、患者が自分の体や病気を真剣に考えるようになれば、医師も薬を処方するだけではない治療法を真剣に考えるようになり、医療の発展にもつながっていくはずです。

日本人の歯の汚さが先進国でもワーストである理由

　ここからは歯科にフォーカスを当てて国民皆保険制度が生み出す問題や自由診療について説明します。

「先進国のなかでも日本人の歯は汚い」といわれています。この理由は、保険診療では予防歯科が重視されていないこと、銀歯しか入れられなかったことが理由と考えられます。

　日本では「痛みが出たら治療し、痛みがなくなればそこで治療を終了」という人が多く、予防のために歯科に通う人が少ないのです。

銀歯に関しては、ある歯科医師がイギリスに留学に行ったとき、教授から次のように言われたそうです。

「日本人はエグゼクティブにも歯に問題がある人がたくさんいるね。以前、日本のトップ経営者が有名な雑誌に出ていたのを見たけれど、掲載されている写真が笑った写真だった。それで口の中にいくつもの銀歯があるのが見えたんだ。さらにひどいのが歯の色が黄ばんでいること。トップ経営者の口元がこんなレベルなのか……と正直驚いたね。日本人は健康の意識が高く、性格的にもまじめで清潔感もあるのに歯に無頓着な人ばかりなのはなぜだろう、不思議だよ」

日本のトップリーダーは欧米と比較しても身にまとっているスーツも靴も髪型も引けを取ることはありませんが、唯一残念な点が「笑ったときの口元」です。日本は世界でも有数の医療先進国であるにもかかわらず、歯については見た目、また、健康面のどちらにおいても発展途上国であるといえます。

欧米ではきれいな歯はステータスですから、お金があればまず歯に使うのが普通です。仕事を成功させたい方は「時間がなくて歯の手入れなんかしてられない」ではなく、「歯をきれいにして健康になり、ビジネスを成功させよう！」という発想の転換をしてほしいと願います。

歯磨きの習慣があるのに虫歯が多い日本人

歯の予防といえば、日本人は食後の歯磨きの習慣があるにもかかわらず、虫歯が多いことでも知られています。12歳の子どもの虫歯の数を比較すると、日本が他国より多いのが分かります。虫歯の原因の一つである砂糖の消費量は他国よりも少ないにもかかわらずです。

歯磨きの習慣があるといっても、しっかりと磨いているか、適当にやっているかで大きく差がつきます。そもそも、歯磨きだけだと汚れを落とせる割合は約60％といわれています。歯間ブラシ、フロスを使うことでやっと１００％に近くなるのです。

歯と歯の間にこびり付いた汚れは歯磨きだけでは落ちないため、補助器具は重要です。さらに超音波歯ブラシを使うと、より汚れを落としやすくなります。そしてセルフケアで

［図表８］　世界の虫歯数と砂糖消費量

	虫歯になった数 （12歳時　2009年）	**砂糖消費量** （1人あたり　2012年）
日本	**1.4本**	**17.2 kg**
オーストラリア	1.1本	49.2 kg
スウェーデン	0.8本※	36.5 kg
フィンランド	0.7本	27.2 kg
ドイツ	0.6本	36.9 kg

※スウェーデンのみ2011年のデータ

虫歯になった数：WHO「Oral Health country/area profile」
砂糖消費量　　：ISO（国際砂糖機関）より作成

落とせなかった汚れを、定期的に歯科でクリーニングしてもらえば、虫歯や歯周病になる確率はぐっと減ります。

幼い頃に虫歯が多いことは、高齢者になってからの残存歯数にも関わります。厚生労働省と歯科医師会が進めている「８０２０運動」でも、日本人の残存歯数が少ないことが問題視され、「80歳になっても20本以上自分の歯を残そう」ということを目標に行われています。虫歯の多さも残存歯数の少なさも、その原因は定期検診や歯のメンテナンスなどの予防歯科を受ける人が少ないことです。

一方、前章でもお話ししたとおり、予防

歯科の先進国であるスウェーデンでは、約90％の人が歯科検診・歯のクリーニングを定期的に受診し、70歳での残存歯数は20本を誇ります。これは、保険診療で受けられる治療にこだわると、予防ができず歯を失ってしまう日本の問題を明らかにしているデータだといえます。

余談ですが、日本はお尻をきれいにする文化は世界一で、「ウォシュレット王国」といわれているのに、歯をきれいにすることに関しては意識が低いのです。

なぜ日本ではいい歯科衛生士が育たないのか

予防歯科では歯のクリーニングを歯科衛生士が担当することが多いですが、日本では技術力の高い歯科衛生士が育たないことも問題です。歯科衛生士が育たない理由として、保険診療の医院では多くの患者をさばくために業務が過密になりがちで、仕事内容が明確でないということが挙げられます。また、歯科衛生士を指導する機会をつくるのが難しいという側面もあります。

例えば歯科医師が一人しかいないようなクリニックでは、その分歯科衛生士の業務負担も増え、本来の歯科衛生士としての仕事ができず、腕を磨くこともできないといったケースも珍しくありません。多忙が原因で離職してしまい、高いスキルをもった歯科衛生士が育ちにくくなるのです。

海外では、歯科衛生士が麻酔を打って、歯周病の歯石取りも行っているところもあります。そういったことができると、責任感も出てきますし、患者の歯周病を自分が治せるという自信がつき、歯科衛生士という仕事へのやりがいも強くなるはずです。

これは患者というより医院側の問題になってしまいますが、日本でも歯科医師がきちんと指導して歯科衛生士を育てていけば、歯科界全体の技術力向上にもつながり、それが患者に還元されるのではないかと考えています。自由診療で患者一人ひとりに時間をかけられるということは、スタッフがしっかりした知識と技術を身につける機会を確保することにもなるのです。

予防治療だけではない、さまざまなメリット

歯科で自由診療を受けるメリットとして、次のような点が挙げられます。

① 歯科医師の治療経験が豊富

「治療の制限がない」自由診療では、保険治療では行えない特殊な症例も数多く経験するため、歯科医師の治療経験が豊富です。多くの症例経験と、データによる裏付けがあるため安心して治療を受けることができます。

② 治療の選択肢が多い

自由診療では矯正、インプラント、審美はおなじみですが、ほかにも噛み合わせ、予防、などについても高度な治療が受けられます。予防といってもただのメンテナンスや歯石除去にとどまりません。例えば、次亜塩素酸水を使用し、口の中の菌を少なくする方法があります。通常の水で洗浄するだけでは、少なからず血管を通して細菌が体の中に回ってしまいますので、それを防ぎ、感染症のリスクを抑えられるというメリットがあります。

③ 材質・耐性が良い

歯に入れるさまざまな材質が選択可能です。銀歯は歯との密着が弱くすき間ができやすく、経年劣化ですき間が広がり虫歯が再発する原因となります。それに比べてセラミックは歯との密着度が高く、表面も滑らかなまま経年劣化がほとんど起こらないので虫歯のリスクも低いです。自由診療では見た目にも美しく、体にも優しい材質を使用することができます。個人的意見としては体に悪いものが混じっている金属は使いたくありません。

④　口内衛生を整えられる

例えば保険診療で選択できる詰め物素材であるハイブリッドセラミックは、保険適用外のセラミックと比べ、経年劣化によって傷が付き、そこにプラーク（細菌の固まりである歯垢）が付着しやすくなり、口臭の原因になります。また、セラミックは金属を使用していないため、金属アレルギーの方でも安心です。

⑤　短期集中治療が可能

仕事が忙しくて時間を確保しづらい方でも集中的に治療を行うことが可能です。来院回数も少なく、仕事などへの影響も軽減されます。短期集中治療では医師の記憶も鮮明ですので、治療もスムーズに行うことができ、結果として時間短縮、クオリティーアップにつながります。時間は無限ではないので、時間的コストも大切です。

⑥　予防に取り組める

予防診療は保険治療には適用されませんが、自由診療では予防に関する十分な指導や、丁寧な歯のクリーニングを受けることができます。保険治療では安く治療が受けられるので、「痛くなったら歯医者に行けばいいか」という意識になりがちです。こういった意識が再治療の繰り返しを招き、結果、歯を失うことにつながっていると私は考えます。

⑦　じっくりとカウンセリングが受けられる

自由診療の場合、多くは予約制で、カウンセリングの時間を長く設けているのでじっくりと医師と話をすることができます。保険診療のように、待ち時間が長く、診療時間が短いということはありません。

これまで保険診療しか受けたことがない方は、一度自由診療を受けることで、その快適さと充実した治療内容を実感できると思います。

保険の制限を受けない、さまざまな歯科治療

さらに具体的に、歯科の自由診療内容について見ていきます。

① 予防・メンテナンス

家庭でのブラッシングだけではプラークや歯石を完全に取り除くことはできません。虫歯や歯周病の原因となる細菌を取り除いて清潔な口内環境をつくります。

② インプラント

歯を失った方は人工の歯根を顎の骨に埋め込み、セラミックの歯をかぶせることで、天然歯に近い強度と審美性を備えた新たな歯を得ることができます。サルコペニア（身体機能の低下）、オーラルフレイル（虚弱）を防ぐこともできます。

サルコペニアになると入院や転倒のリスクが上昇するといわれています。やはり奥歯でしっかり噛めるようにインプラントで治療することは、健康な老後を過ごすための重要な予防であるといえます。

③　顎関節、噛み合わせ

一般的なマウスピースによる治療のほかにも、顎機能検査、筋電図、マイオモニターのデータを基にずれた噛み合わせを治す「ゴールデンスマイルテクニック」による顎関節治療などがあります。

④　メタルフリー

金属を使用しない治療であるため、金属アレルギーの方にも安心です。天然歯に近い硬さなので噛み合う歯にも負担が少なく、歯ぐきの黒ずみも起こりません。思いっきり笑うこともためらう心配はありません。

⑤　矯正

歯並びを整えることは、見た目の美しさはもちろん、全身の健康状態にも良い影響を及ぼします。食べ物が残りにくくなるので虫歯、歯周病、口臭リスクが減りますし、しっかり噛めるので胃や消化器官への負担も減らせます。噛み合わせも良くなり、顔の歪み、肩こり、腰痛、めまい、などの不調が解消されるケースもあります。

⑥　小児矯正

小児矯正とは、主として乳歯列期に予防矯正治療の一環として行われる治療のことをいいます。この時期に適切な処置を行うことにより、不正咬合や虫歯の発生を抑制するのが目的となります。

⑦　精神鎮静法

精神鎮静法は、歯科治療に対する不安・緊張感を軽減・除去し精神的ストレスに伴う不快症状の発現を防ぎます。「不安、恐怖感、緊張感をもつ」「気分不快や意識消失などの既往をもつ」「高血圧や心疾患などがある」「嘔吐反射が強い」「脳性麻痺がある」「障害がある」といった方も安心して治療を受けることができます。障害者治療については、事前に問い合わせて対応の可否を確認してください。

⑧ 根管治療

根管治療とは、虫歯が大きくなって歯の中に通っている神経まで到達している場合、その神経を除去してきれいにする治療のことです。要するに、感染物質を除去するということです。肉眼では見えない治療なのでマイクロスコープや拡大鏡を使用することは重要ですが、使いこなすには技術が必要なため、それを所持していればいいというわけではありません。

「以前に神経を取った歯が痛み出し、噛むととてつもなく痛い」「歯医者に通って何回も薬を交換したが一向に治らない」「やはり歯を抜くしか方法がないのか」など、つらい症状で困っている患者にはセカンドオピニオンをおすすめします。

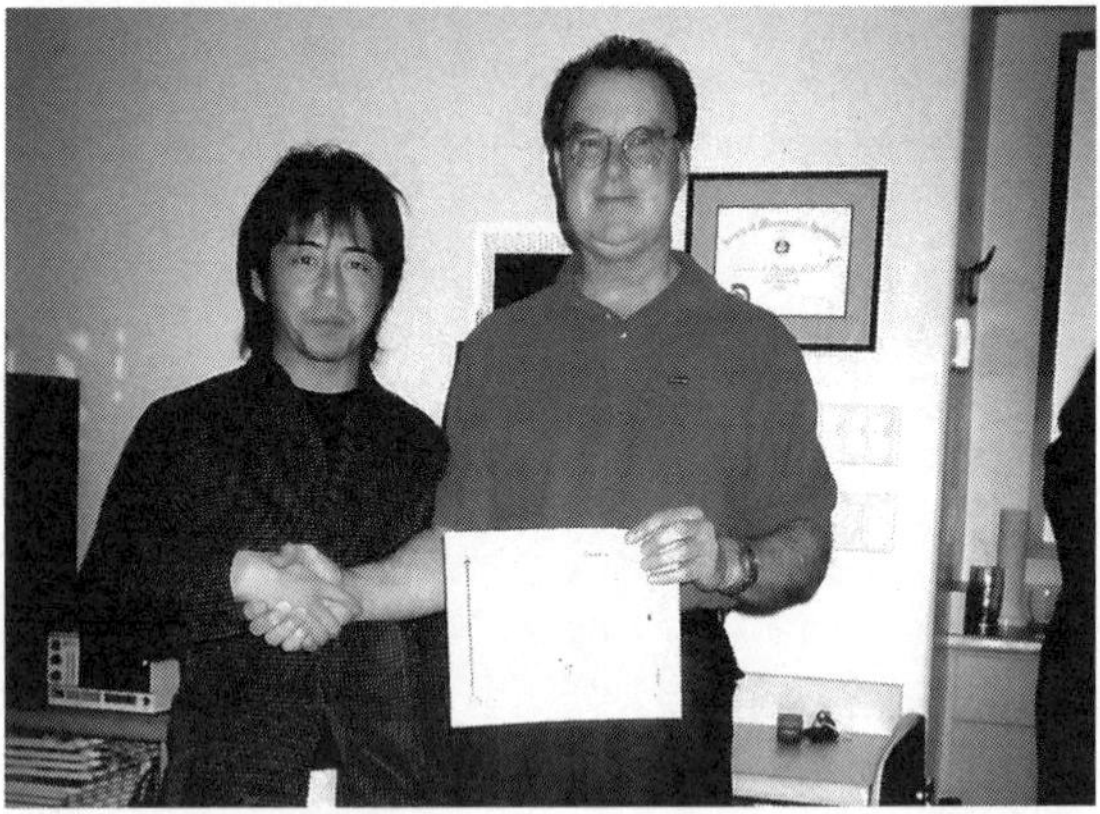

2003年、アメリカのサンタバーバラで撮影。マイクロスコープの第一人者であるデニス・シャネリック先生の研修施設にてマイクロスコープのテクニックを学ぶ。

⑨ 高濃度ビタミンC点滴療法

近年、歯科治療における高濃度ビタミンC点滴を使用した治療が注目されています。その効果としては、術後の傷の早期回復、腫れ・痛みの軽減、感染予防などがあります。

⑩ 口腔外科

開業医で行う口腔外科処置は、基本的には小手術になります。例えば、親知らずの抜歯もこれに当たります。抜歯したほうがいい理由は、親知らずの手前にある奥歯（第二大臼歯）をメンテナンスしやすくし、虫歯や歯周病から守ることにあります。

自分の歯を1本でも多く残すためには、これらの治療のなかから一人ひとりに合った治療を受けることが大切です。

自由診療で悪性リンパ腫から助かった父

私は歯科医ですが、自由診療の場合、歯だけでなく体の健康状態もカウンセリングを行って治療するため、深刻な病気から救うことができた例もたくさんあります。

父を例に出すと、父は3年前に悪性リンパ腫という診断が下りました。そのとき父は歯周病も患っていたのですが、歯周病の治療をしないまま抗がん剤治療をすると、その歯の周りの骨が腐ってしまうことが分かっていました。

最近の流れとしては「歯周病の治療をしてから抗がん剤治療をする」というのが一般的になってきていますが、日本は歯科よりも医科のほうが優先という考え方で、医師から「すぐに抗がん剤治療をします」と言われたら患者も従わざるを得ません。それで何も起こらなければいいのですが、抗がん剤を入れたことによって顎骨壊死になるケースもあり、そうなると新たな手術が必要となり、患者には大きな負担がかかります。

父の場合も「歯の治療より、すぐに入院して抗がん剤治療を」と言われたのですが、仕事をしていたため、３カ月もの間入院することをためらっていたのです。

そこで、私のオフィスが連携している自由診療の総合診療医のところで血液検査をし、その血液をギリシャに送り診断したところ、抗がん剤よりも高濃度ビタミンC点滴療法のほうが効果があるという結果が出ました。そこで、高濃度ビタミンC点滴療法と歯周病治療を同時に行うことにしたのです。それを３カ月続けたところ、なんと悪性リンパ腫は見られなくなったのです。もし、あのとき抗がん剤治療をしていたら、副作用や顎骨壊死で苦しみ、長く悲惨な闘病生活を送っていた可能性があります。

セカンドオピニオンを受けて治療法に選択肢があると知ること、生活の質をなるべく下げない、仕事になるべく支障をきたさない治療法を選ぶことは大切です。

70歳を過ぎるとさまざまな病気が出てきますが、日本では70歳を過ぎても仕事をしている人は少なくありません。そこで抗がん剤治療をやってしまうと、最低３カ月は何もできなくなります。そのあとの経過がよければいいのですが、治療が延長となったときは、もう仕事復帰は難しいかもしれません。

しかし、自由診療を選び、仕事をしながら治療をして、経過がよくなった父は、78歳になった現在も元気に仕事をしています。無駄な抗がん剤は使っていませんし、医療費の削減にも貢献したのではないでしょうか。自由診療にはこういったメリットもあるのです。

インプラントでアクティブシニアに

私のところに治療に来られている最高齢の患者は２０２１年現在で85歳の女性の方です。その方は「入れ歯がガタついて合わない」という理由でいらっしゃったので、インプラントにしたところ、「入れ歯を入れたり、外したりするのをほかの人に見られなくなったのがうれしい」とおっしゃってました。

例えば友達と旅行に行ったとき、寝る前に入れ歯を外したら同じ年でもすごく老けて見えると言って嫌がる方もいます。入れ歯を外しているのを見た孫が怖がって泣くという話もよく聞きます。インプラントにすると、入れたり外したりすることがないので、旅行に行くのも楽しくなりますし、見た目も若々しくなります。

歯をきちんと治療して、健康になられて、高齢でも元気に過ごされる、アクティブシニアの患者の姿は私の理想形でもあります。

完全自由診療にしてよかったこと

私は２０１２年に保険医を返上し、完全自由診療に転換しました。その理由は一言で言えば「本気の患者に本気で応えたい」ということでした。

ある例として、私のオフィスには70歳の患者がいます。上下総入れ歯なので、インプラントにしてもっと噛めるようにしたいと治療をしているのですが、周りの友人に「歯にそんなにお金をかけてどうするの？　安い保険の入れ歯で、そこそこ噛めればいいじゃない」と言われたそうです。

しかし、その方は「私は服にお金をかけないし、車も乗らない。お金を使うことといったら『食』だけ。この先、何年生きられるか分からないからおいしいものを食べたい。私はここにお金をかけると決めているし、娘もそれを理解している」と答えました。

私はこのような患者に、その人が何を望んでいるかを理解して、それに対して本気で応えたいのです。しかし、いくら患者にベストな治療を考えても、保険診療で制約が絡むとよりよい治療法は提案できず、その人のためになりません。

さらにいえば、歯科医師が勝手に「患者は保険治療を望んでいる」と考えて、この例でいえば「食べること」を存分に楽しめない治療を提供することなど、あってはいけないと思っています。患者のためにはなっていないからです。

本当にその患者を治したい。患者の望みをかなえる治療をしたい。ならば、最適な方法を選択するしかない。こう考えて、私は完全自由診療に切り替えました。

完全自由診療にすることで、来院する患者の層にも変化がありました。家から近いというだけで、歯のことに関心がなく私の信念を理解していない患者は来なくなりました。

逆に、「先生の治療方針は分かっているのでこれからも通院します」という患者は今でも残ってくれています。私の信念に共感してくれる患者に時間をかけられるようになったので、テクニカルエラーも少なくなり、治療の質がかなり向上しました。

患者の人数は減りましたが売上は減っていませんし、クレーマーやモンスターな患者もほとんどいません。完全自由診療にしたことで、「どのような患者が来るかは自分自身の考えや本気度による」ということがよく分かりました。

医師がなんとなく治療を行っていると、歯や健康に対してなんとなくしか考えていない患者しか来ません。しかし、「自分はこれに特化しています」と打ち出せば、そこに価値を感じる患者が集まってくることを、身をもって体験しました。

これは極端な論かもしれませんが、自由診療で経営しているクリニックは診療内容だけでなく、患者に対する姿勢や熱意も保険診療のクリニックとは違うと考えています。いつまでも健康でいるためには、自分の健康を真剣に考えてくれる医師、クリニックで治療を受けることも重要なのです。

［第三章］

突然の病魔に侵される前に――「医科歯科連携」を行う医院が、病気の早期発見を可能にする

切り離されがちな歯科医療

歯周病は糖尿病、誤嚥性肺炎、心疾患など全身疾患に悪影響を及ぼすことが分かっています。そのため、歯周病を予防することは全身疾患の予防につながります。

しかし、日本では医科と歯科の連携がスムーズに行われておらず、医科では口の中は診ず、歯科では口の中しか診ないというのが現状です。医師は「病気を治すに当たって歯の治療は優先順位が低い」と考えている方が多いですし、歯科医は「体のことは専門外だし、虫歯や歯周病の治療をやっていればいい」という考えなのです。

最近は医師のなかにも口内の健康を重視し、医科のなかで歯科衛生士を雇用したり、本や講演によって重大な病気を防ぐための歯周病治療の重要性を啓蒙したりと、医科と歯科の連携に積極的な方もいます。とはいえ、一般には「体の健康のために歯科を重視する」という方は、まだまだ少ないといえます。

患者も「歯科医よりも医師のほうが上」という感覚をもっている人が多く、歯科医が言ったことよりも、医師が言ったことをよく聞く傾向にあります。例えば、「肥満を防ぐために油分、糖分は控えてください」と言うと守りますが、歯科医が「ウイルスを防ぐためにちゃんと歯を磨いてください」と言ってもなかなか実行してくれないのが現状です。

また、組織上の問題として、日本医師会と日本歯科医師会といった団体が連携しておらず、医師と歯科医が手を組んで患者の健康を考えるという方向にはなっていないことも問題点として挙げられます。

私自身、医科と歯科の連携の難しさを長年感じてきました。私は講演会などで知り合った医師や、クリニックに患者として来てくれた医師、自分が治療をしてもらった医師など、話をして信頼できる方、意見が合う方、患者の健康を第一と考えている方であれば積極的に連携していきたいと考えていますが、自ら動かないと出会うことができなかった方ばかりです。医師と歯科医は、個人的な交流のなかから医科歯科連携を進めていかざるを得ないのが現状です。

予防歯科と全身疾患には深い関連性がある

私が医科歯科連携を望むのは、前述のとおり歯の疾患が命に関わる病気を引き起こすからです。また、予防歯科が全身の病気の予防につながると、ひいては医療費の削減につながるとも考えています。

特に全身疾患と深い関係がある歯周病は、毎日の歯磨きや歯科での定期的なメンテナンスによって防ぐことができるものなので、予防を積極的に行ってほしいと考えています。

少し話が逸れますが、歯周病とはどんな病気なのか一度ここで詳しく説明します。

歯周病は、歯肉の間から入り込んだ細菌によって、歯を支えている組織に炎症が起きることから始まります。初期の段階では、歯肉が腫れたり、歯を磨いたときに出血したりしますが、痛みがないことが多いので放置しがちです。

しかし、歯周病菌が奥まで入り込んで炎症が進むと、歯を支える骨が溶け、歯が抜けてしまうこともあります。実際、大人が歯を失う原因は歯周病が全体の4割近くを占めています。さらに、歯周病菌や炎症によって作られる物質が血液の中に流れ出すことで、糖尿病、誤嚥性肺炎、心疾患などを引き起こすことが分かっています。

日本大学歯学部特任教授の落合邦康先生は、『人は口から老い　口で逝く　認知症も肺

［図表9］　歯周病が全身に及ぼす影響

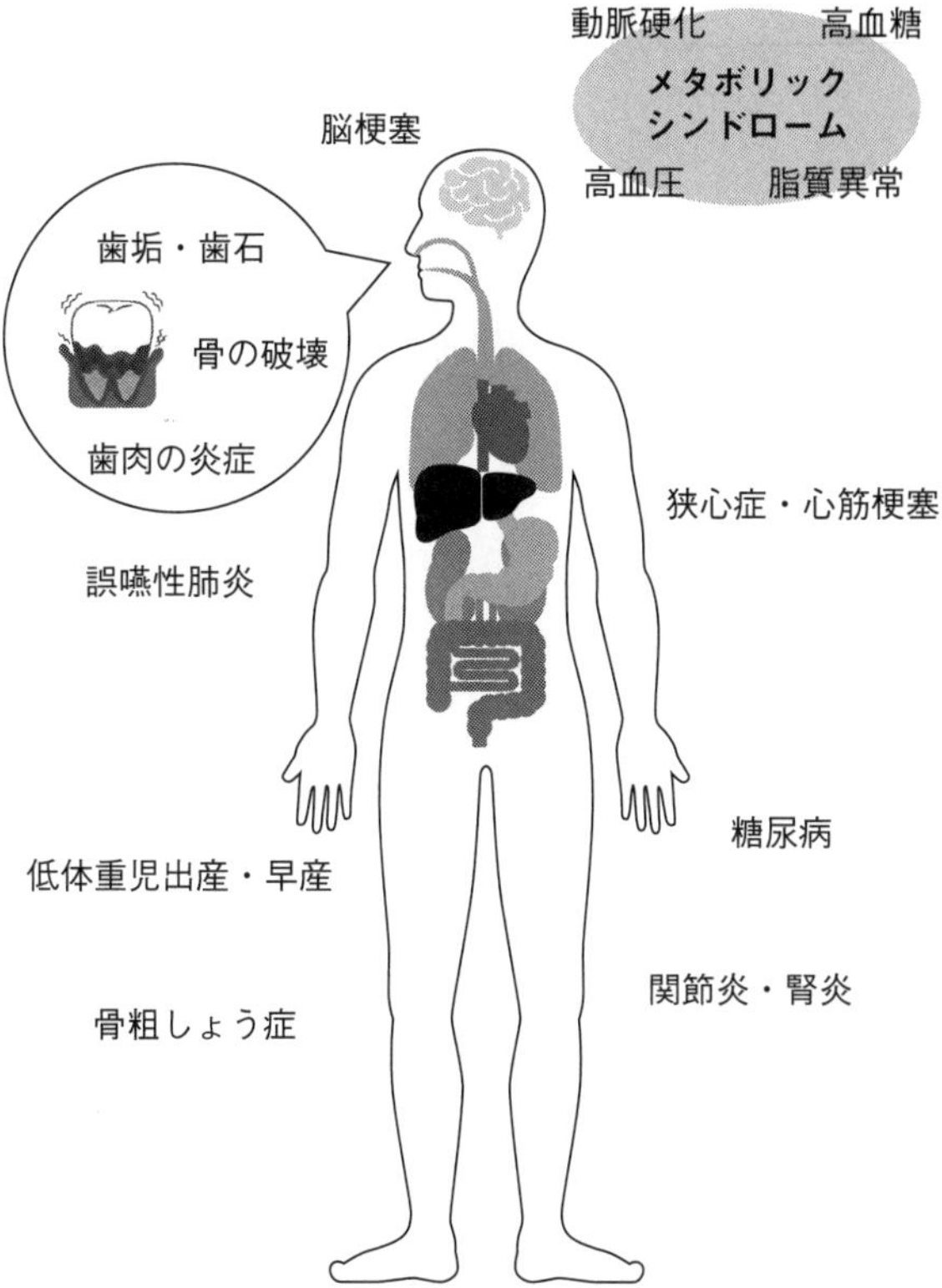

参考：日本臨床歯周病学会 HP

炎も口腔から』（日本プランニングセンター）という本のなかで、歯周病がいかに怖い病気であるかをデータとともに紹介しています。歯周病が全身疾患に及ぼす影響の大きさを理解してもらえれば、予防意識も高めてもらえるのではないかと思います。

歯周病菌は生活習慣病を引き起こす

歯周病菌は腫れた歯肉から血管内に侵入して全身に回ります。血管に入った細菌は免疫の力によって死滅しますが、歯周病菌の死骸のもつ内毒素は血糖値を下げるホルモン（インスリン）の働きを妨害します。その結果、血糖値に悪影響を及ぼし、糖尿病の悪化につながるのです。

糖尿病の治療では食事療法や服薬などを行いますが、しっかりと歯磨きをして、歯周病が改善すれば薬を飲まない生活が可能になる場合もあります。

また、歯周病菌のなかには、誤嚥によって気管支から肺にたどり着くものもあります。

そのため、歯周病は高齢者の死亡原因でもある誤嚥性肺炎の原因となるのです。

歯周病菌は、アルツハイマー型認知症を悪化させる可能性も示唆されています。

さらには、歯周病菌によって動脈硬化を誘導する物質が出て、血栓ができ、血管がつまることもあります。脳の血管がつまったり血栓が飛んだりすると、脳梗塞を引き起こす原因になります。実際、歯周病の人はそうでない人の2・8倍脳梗塞になりやすいというデータもあります。歯周病を予防することが全身の生活習慣病を予防することにつながるので、予防歯科は健康のためには重要です。

最近では、歯周病菌が腸内に悪影響を及ぼすことも分かっています。口は万病の元といいますが、口腔ケアは万病を防ぐことにつながるのです。

骨粗しょう症と歯周病の関係

女性に多い骨粗しょう症も歯周病と深い関係があります。骨粗しょう症は、骨強度が低下し骨がもろくなって骨折しやすくなる病気で、罹患者の約90％が女性です。女性は閉経によって骨代謝に関わるホルモンのエストロゲンが低下し、骨粗しょう症を発症しやすくなるのです。

エストロゲンの分泌が少なくなると、歯を支える歯槽骨ももろくなり、歯周病にかかりやすくなります。また、骨粗しょう症の薬であるビスフォスフォネート系製剤（ＢＰ製剤）を服用している場合、歯科治療では注意が必要です。これを服用している方が抜歯などをした場合、周囲の骨が壊死する事例があるからです。

歯科医のなかには、ＢＰ系薬剤を服用されている患者は診療せず、「大学病院の口腔外科に行ってください」と伝えるケースもあります。ＢＰ系薬剤を服用されている方は、歯科治療の際は必ず申告してください。

服薬している人には歯科治療にリスクがある

あまり知られていないのですが、骨粗しょう症の薬だけでなく、血圧を下げる薬の服薬など、歯科治療の際に申告すべき薬は少なくありません。

降圧剤のなかにも歯周病を悪化させるものもあります。そのため、患者のかかりつけ医に相談してから歯科治療を始めることが重要です。

また、歯科で使う麻酔薬のなかには血管収縮剤が入っており、血圧が一時的に上昇するため高血圧の方は注意が必要です。私のオフィスでは、血圧をモニター管理して治療をしており、血圧が高いまま戻らない場合は治療を中止することもあります。しかし、一般的な歯科では血圧の管理まで行っているところは少ないのが現状です。また、血圧が高い患者の場合、麻酔科の先生と連携をして、血圧をコントロールしながら治療をすることもあります。

このように歯科治療をする際は、患者の全身疾患を把握しておくことがベストですが、なかなかそこまでは理解していない歯科医のほうが多いのではないかと思います。もし、患者に何かあれば歯科医の責任になりますので、歯科医は、歯の情報だけでなく、薬や疾患に関する情報を常にアップデートしておく必要があるのです。

実は私自身、一度、危ない経験をしました。

患者が「何も薬は飲んでいない」と言うので抜歯したのですが、その後「気分が悪い」「ドキドキする」と言うのです。そこで「本当に何も薬は飲んでいませんか？」と聞くと、「血栓の薬は飲んでいます」と言われました。確認のため患者の奥さんに確認したところ、そのほかにもたくさん薬を飲んでいたのです。抗血栓薬を飲んでいる方は、抜歯の際に血が止まりにくくなるという報告もあるので、抜歯は慎重に行う必要があります。その患者はすぐに酸素吸入をして回復し、大事には至りませんでしたが、問診の大切さやダブルチェック、患者にあらためて聞くことの重要性を意識しました。

そして、歯科と医科が連携していれば、患者のカルテや処方薬の履歴を閲覧できるのでトラブルも未然に防げたのではないかと強く実感しました。

●歯科治療の際、申告してほしい薬

・骨粗しょう症（ビスフォスフォネート系製剤）

ＢＰ製剤使用経験のある方が、抜歯などの顎骨に刺激が加わる治療を受けると、顎骨壊死が発生する可能性があります。

・神経系薬剤

抗うつ薬や抗精神病薬などの神経系薬剤のなかには口腔乾燥、咬合の違和感、顎関節痛、咀嚼障害、歯周病、歯痛など、口腔に関連した副作用を引き起こすものが多くあります。

・抗凝固薬

ワーファリンをはじめとする抗凝固薬は、抜歯時に休薬すると血栓塞栓症のリスクを増加させると指摘されています。日本循環器学会のガイドラインに抜歯をする際の注意点が記載されています。

膵臓がんだった義父への口腔ケア

近年、がんの治療時に口腔ケアが重要であることがだいぶ知られるようになってきました。がんの手術前に口腔ケアを行った場合と行わなかった場合を比較すると、行った場合は術後の合併症が４分の１に減少することが分かっています。

そのため、がんの手術が決まったら、まずは口腔ケアを行うことが推奨されていますが、「手術が先だ」という医師もまだ少なくありません。特に大学病院のような大きな組織だと、内科と口腔外科といった病院内での連携を取るのが難しく、口腔ケアは後回しになりがちです。

それを痛感したのは、私の義父が２０１５年に膵臓がんにかかったときでした。

手術が決まって私が医師に「口腔ケアはどうするのですか？」と聞くと、「急を要する

［図表10］　口腔ケア介入による頭頸部再建手術の術後合併症発生率（単変量解析）

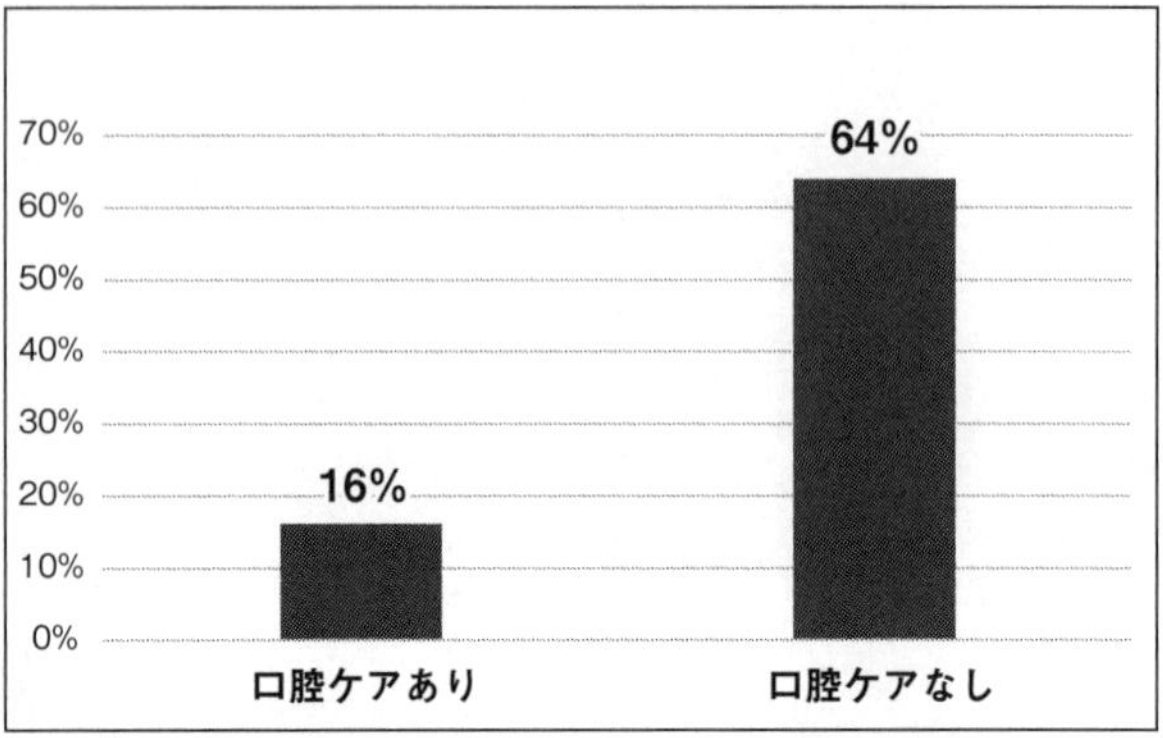

「静岡県立静岡がんセンター歯科口腔外科部長だった太田洋二郎医師ら厚生労働省の研究班のデータ」より作成

ので今回は手術が先です」と言われました。一般の患者は医師にそう言われれば、素直に聞くのが普通だと思います。しかし義父の場合は、私が至急口腔ケアを行うことにし、手術日までブラッシング指導、歯周病菌の除菌を行い、家では念入りに歯磨き、パーフェクトペリオ（口腔内を殺菌できる次亜塩素酸電解水）でのうがいをしてもらいました。

手術は無事に成功し、歯周病菌を徹底排除したおかげか、術後のたんのからみもまったくありませんでした。経過良好で退院し、その後、転移防止のために抗がん剤を飲み始めました。私は今までの経験上、抗がん剤服用中に歯のトラブルがあるとどのようなことになるかを理解しているため、またがんの治療の妨げになるものは徹底的に排除するため、術後に義父の歯の治療に取り掛かりました。

そのときの治療内容は以下のとおりです。

・徹底した歯周病菌の除菌、歯石除去
・免疫を下げる、自然治癒をさまたげるアマルガム、銀歯の撤去
・根尖病巣の治療（歯の根の先にできる膿）
・抜歯

とにかく歯周病菌の除菌は頻繁に行いました。

抗がん剤の歯への影響を軽視する医師

しかし、その後、義父のがんは肝臓に転移していることが分かりました。医師は「腫瘍が大きくなっているため今すぐに抗がん剤（点滴）を始めたい」と言います。

しかし、1カ所、抜歯しなければならない歯が残っていたため、「抜歯後に抗がん剤を始めることはできないでしょうか」とお願いしました。すると医師は「抗がん剤を今すぐ

に始めないと転移したがんが大きくなるので、歯の治療は最小限にし、抜歯するタイミングはこちらから連絡します」とのことでした。医師の考えは、万が一抜歯して敗血症を起こされたら責任がもてないということだろうと理解し、私も従うことにしたのです。

しかし、抗がん剤が始まり3カ月経ち、義父の腫瘍が小さくなってきても、医師からの連絡はありません。義父から医師に聞いてもらったところ、歯については何も考えておらず、医師は口腔ケアを軽視していることが分かったので、私は義父の歯の治療を決断したのです。先の父の例でもありましたが、義父には悪い歯を残していることによる今後のリスクを説明し、血液検査の結果を基に体調のいい日に合わせて抜歯を行いました。

通常の患者に行っているように感染には十分な配慮をし、術前には抗生剤を投与、抜歯したところはパーフェクトペリオで洗浄し、膿を取り除き、そして完全自己血由来フィブリンゲル（血液を採取し遠心分離にかけ濃厚な血小板を利用する再生療法）を入れ、縫って終了しました。術後は経過良好でした。かぶせものはインプラントができないため、妥協案で特殊構造のブリッジを入れました。

義父は残念ながらその後、亡くなってしまったのですが、きっちり歯が入ったのでよく噛めるようになり、家族との食事の回数も増え、最期まで楽しい時間を過ごすことができたと思います。

最期まで噛んで食事ができることの重要性

もし、義父が医師の返事をずっと待っていて、抜歯ができなかったらどうなっていたか。食べ物を十分に噛めないまま入院し、食べたいものを食べられずに亡くなっていったかもしれません。

61ページでもお伝えしたように、抗がん剤は歯に重大なリスクを及ぼします。悪い歯を残したことによって、抗がん剤で歯周病が悪化したり、骨が腐ってしまうと、きちんと食べられなくなって生活の質は大きく下がってしまいます。終末期の患者は、「おいしいものを食べたい」と願う方が多いので、医師にはできるだけ口の中を良い状態に保てるよう、がん治療を行ってもらいたいと考えています。

義父の場合は、私が口腔ケアを行ったので、「最後まで家族一緒に食事ができてよかった。泰英くんのおかげだよ」と言ってくれました。こう言ってもらえて本当にうれしかっ

［図表 11］　がん治療中のいろいろな口腔内トラブル

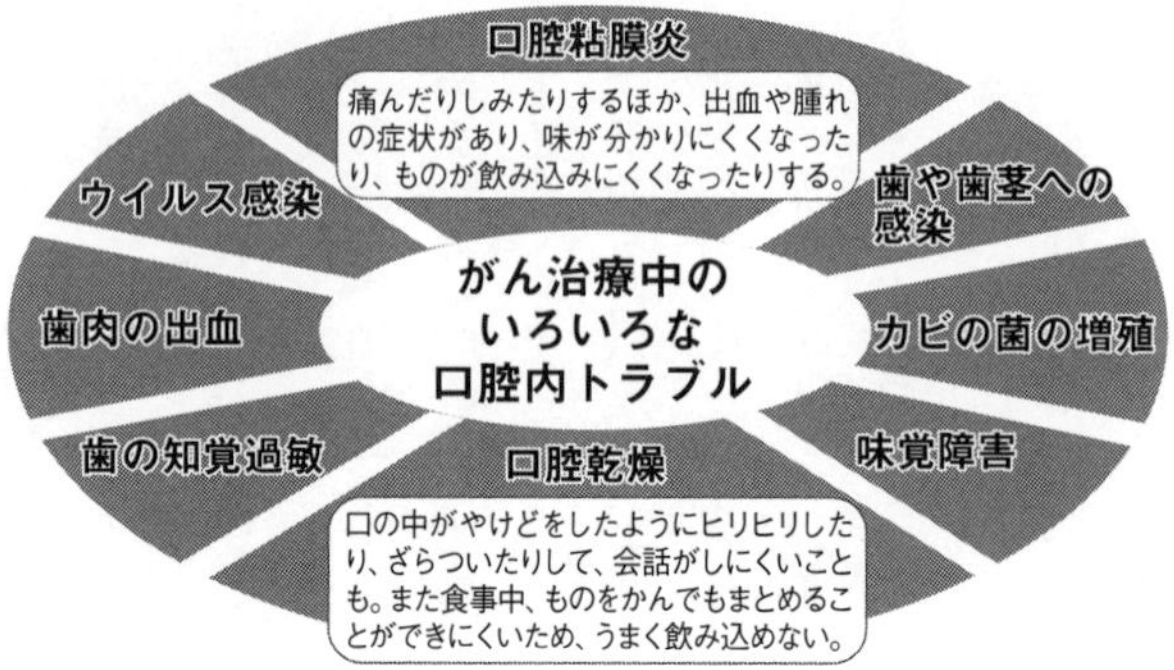

出典：静岡県立静岡がんセンター「がん治療中のお口のトラブルケア」

たですし、それが誰にとっても当たり前になってほしいと考えています。

しかし、医科歯科連携がまだできてない日本では、がんになった際、口腔ケアを受ける機会があるとは限りません。もしがんを宣告されて、手術や抗がん剤治療までに少しでも時間があるのであれば、治療の前に口腔ケアをすることをおすすめします。

歯科でがん治療後のメンテナンスを

歯周病はがんと関連性があり、重度の歯周病が、がんリスクを上げるという研究結果があります。

私のオフィスの患者で、大腸がんにかかりましたが、がんの治療前から口腔ケアをされていて、治療後もケアを欠かさず、再発もなく元気に過ごされている方がいます。その方は、手術をする前に口腔状態がきれいだったので、「すぐに手術ができた」と喜んでいらっしゃいました。歯周病治療をすることはがんの予防になり、がんになっても治療の際にすぐに手術に入れるというメリットがあるのです。

がんの治療後は、再発を防ぐという点でも歯周病治療は大切です。

結局、口の中のトラブルがあると体の治療も後手後手に回ってしまいます。歯周病で歯がグラグラしていた人が、麻酔の挿管で歯が折れるという事例もあります。そして万が一、折れた歯が気管に入ってしまうと、気管切開になってしまうリスクも発生するのです。

そういったリスクを防ぐという意味でも、健康なうちから口の中をきれいにしておくことは大事です。

歯周病が認知症を加速させる

歯周病は認知症との関連性も指摘されています。

[図表12]　主な死因別死亡数の割合

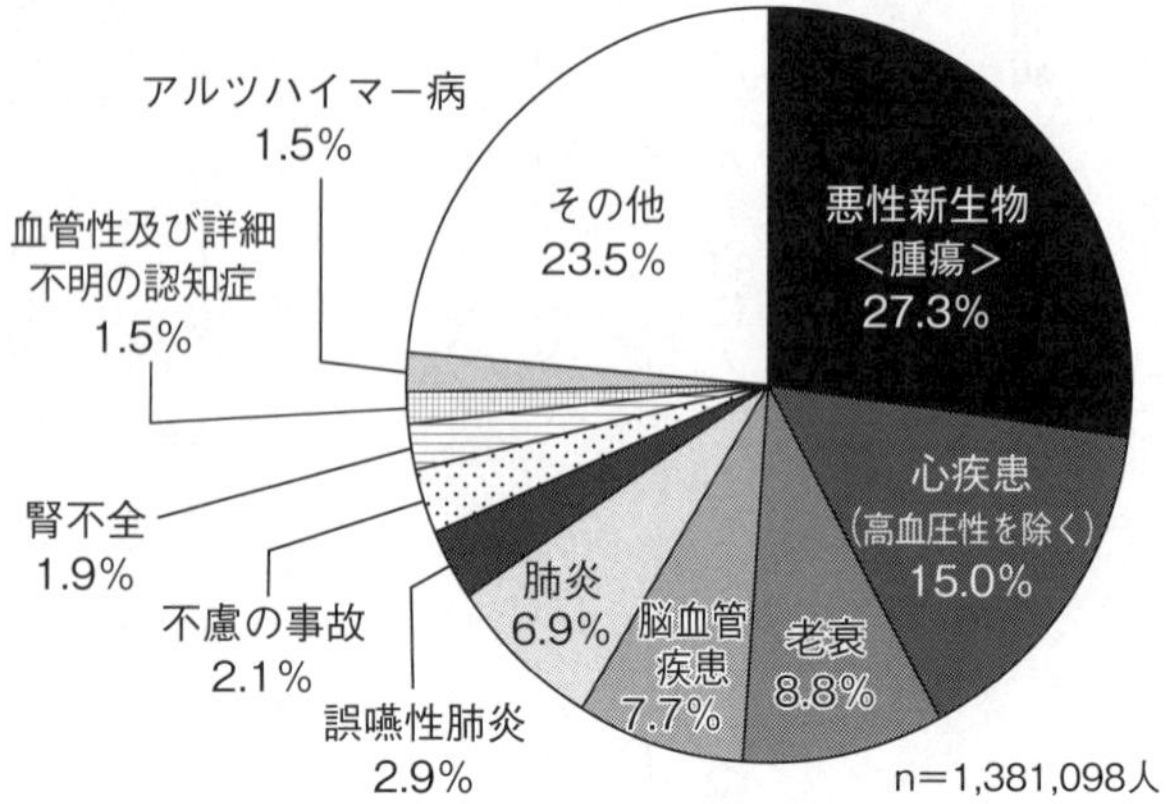

出典：厚生労働省「令和元年(2019)人口動態統計月報年計(概数)の概況」

認知症の7割を占めるアルツハイマー病は、「アミロイドベータ（Aβ）」などの異常なたんぱく質が少しずつ脳に蓄積することで発症したり、症状の進行につながります。九州大学などの研究チームは2020年、歯周病菌が、この異常なたんぱく質を脳に蓄積させるのを加速させてしまうことを明らかにしました。

また、成人で歯を失う原因のうち、最も多いのが歯周病で、抜けている本数が多いほど認知症を発症しやすいことも分かっています。認知症専門医の長谷川嘉哉先生は、「認知症を改善するためには歯周病を治さないといけない」と以前から啓蒙されており、医科で歯科衛生士を雇って治療に当たっています。これは医科と歯科の理想的な連携といえます。

歯周病予防のために、きちんと歯磨きをしたり、定期的にクリーニングをすることで認知症が発症しにくくなるというデータもあります。脳科学的にいうと、歯をしっかり噛むことができ、自分の歯の感覚によって脳に刺激がいけば、前頭葉が活性化されます。

ですから、日頃から口の中をきれいにして歯周病を予防すること、噛めるようにしておくことが、認知症の予防になるのです。

誤嚥性肺炎を防ぐ歯科治療

後期高齢者の肺炎の大半が誤嚥性肺炎だといわれています。誤嚥性肺炎とは、食べ物や異物を誤って気管や肺に飲み込んでしまうことで発症する肺炎です。その際、食べ物などと一緒に口の中の細菌を飲み込み、気管から肺の中へ入ることがあります。その結果、免疫力の衰えた高齢者は誤嚥性肺炎を発症してしまうのです。誤嚥性肺炎の原因となる細菌の多くは、歯周病菌であるといわれており、誤嚥性肺炎の予防には歯周病の治療が必須と

［図表13］　肺炎の年齢階級別死亡者数

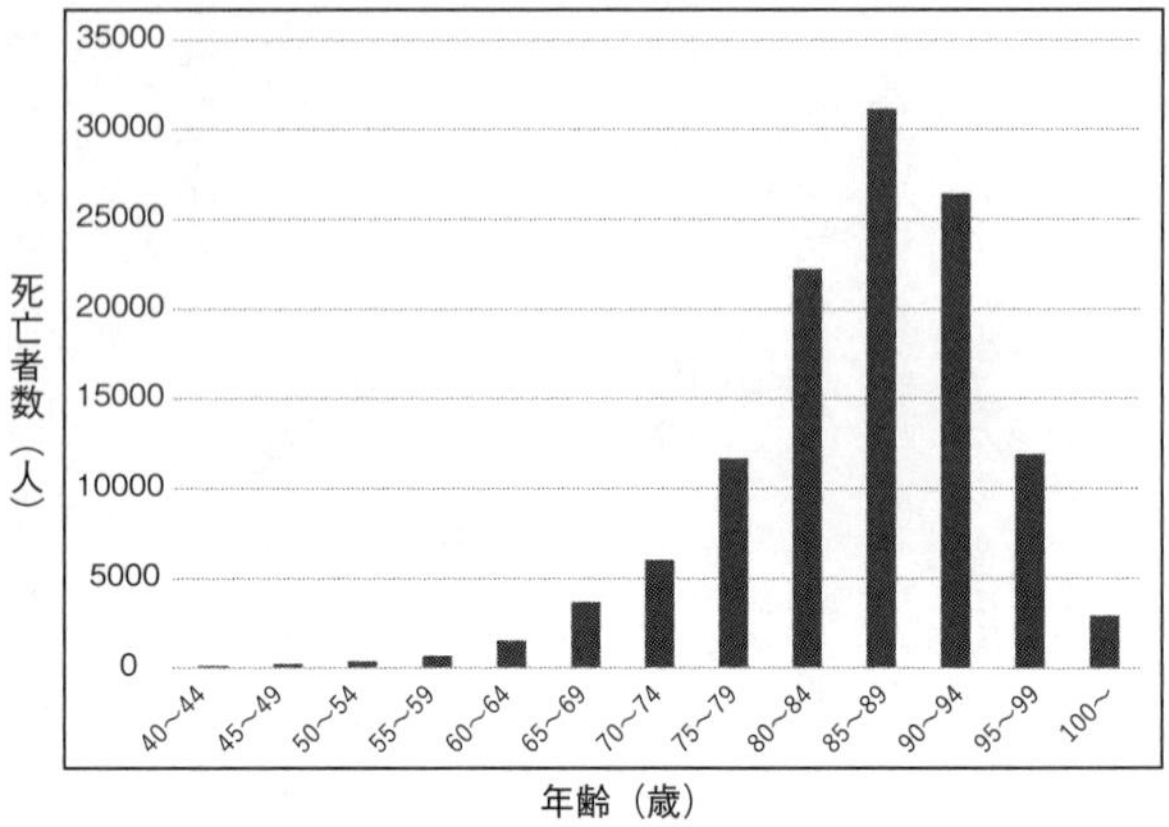

出典：厚生労働省「平成28年度 人口動態統計月報年計（概数）の概況」

なります。

また、誤嚥性肺炎は、咀嚼機能とも大きな関係があります。高齢者の噛む機能が衰えることが、高齢者の飲み込む機能の低下につながり、誤嚥を引き起こしてしまうからです。

咀嚼機能の低下は唾液の分泌の低下につながります。唾液は、口内を清潔に保つ機能があり、分泌が低下すると口内には細菌が発生しやすくなります。その結果、誤嚥を起こしたときに細菌を含んだ唾液や食べ物が肺に侵入して肺炎を起こしてしまうのです。咀嚼機能を高めるためには、高齢になっても自分の歯で噛めるよう、若いうちから虫歯や歯周病を予防しておくことが大切です。

感染性心内膜炎は次亜塩素酸水で予防

感染性心内膜炎という心疾患は、血管内に入った細菌が心内膜や人工弁に付着、繁殖することで、発症します。その細菌のうち4割が歯周病菌などの口腔細菌であることが分かっています。

歯石を取る際、出血して、血液に細菌が入り込みますが、健康な人は免疫力があるので感染して死に至ることは滅多にありません。しかし、免疫力が低下している人や高齢者の場合、細菌が心臓にまで届いて繁殖してしまう場合があるのです。

私のオフィスでは、治療の際、菌を殺してくれる次亜塩素酸水を使っており、血液のなかに菌が入らないよう予防をしながら治療しています。次亜塩素酸水は、「精製水」と純度99％以上の「食塩」からなる低濃度の「食塩水」を電気分解して生成された、人体に安全な除菌機能水です。

このように、歯科での治療によって口の中から感染を予防することが、実は体の健康にもつながっているのです。

口腔ケアは新型コロナウイルス予防にも役立つ

細菌の感染を防ぐという意味では、新型コロナウイルスの侵入を防ぐためにも、次亜塩素酸水は注目されています。実際、私のオフィスでは、クラスターが発生した県内の高齢者施設に次亜塩素酸水のうがい薬を送って、それ以降の感染予防に役立てました。

次亜塩素酸水の使用に限らず、口腔内をきれいにしておくことは新型コロナ対策に役立つことが知られています。歯周病菌を減らすと、風邪やインフルエンザのウイルスが細胞へ付着することを阻害できます。新型コロナウイルスも、インフルエンザウイルスと同じ付着様式なので、歯周病菌を減らすことが、新型コロナ対策になるのです。

また、歯周病を放置し重症化すると、歯周ポケットという深い溝ができ、細菌の温床の場となります。その結果、ウイルスの感染を進めてしまうため、歯周病は重症化する前に治療すべきなのです。

頭痛、肩こり、難聴は噛み合わせの悪さが原因のことも

噛み合わせの治療をされる方は、かなりネガティブになっている方も少なくありません。噛み合わせが悪くなって違和感が募ると、元気がなくなったり、イライラしたりして、気持ちが沈みがちになるのです。また、噛み合わせが悪いと肩こりや頭痛の原因にもなります。

患者で、左上の2番目の前歯が下の歯と逆さに噛み合っている方がいました。その方は、左の顎に違和感があり、肩こりがひどく、左耳の聴こえが悪いとのことでした。耳鼻科にも行かれましたが、聴力は異状なしだったそうです。

私のオフィスで噛み合わせの検査をしたところ、左前歯が引っ掛かり、その状態で左の顎が後ろに下がっていました。顎の関節が後ろに下がっていると耳の後ろを圧迫することになります。そこには自律神経があるので、常に圧迫していると、体の不調和が起きるのです。この患者の耳の聴こえが悪かったのはそれが原因でした。

結果的に矯正治療を開始し、前歯の引っ掛かりが取れ、きれいに並んだと同時に、左顎

噛み合わせの治療例

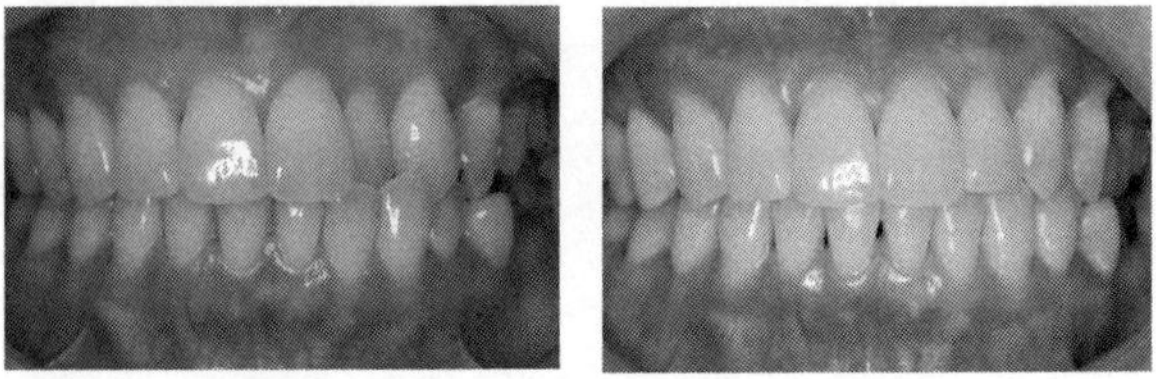

治療前　　　　治療後

の違和感、肩こりがなくなり、さらに耳の聴こえが良くなったそうです。

原因不明の肩こりや頭痛、難聴などに悩んでいる方は、一度、噛み合わせの検査をしてみるのもおすすめです。

新時代の医療のあり方「医科歯科連携」

今後、医科歯科連携がスムーズに行われるようにするには、そこにやりがいを感じる医師や歯科医を増やせるかどうかにかかっています。

私は歯科医なので、一般的な人から見ると命に関わる治療はしていないと思われています。しかし、私のオフィスで高濃度ビタミンC療法を受けることで延命できたり、がんが消えたり（個人の例です）、余命を宣告されてから歯を治して自分の歯でおいしいものを食べて終末期を過ごしたり、といった患者が大勢います。そういったプラスアルファの治療で、最期まで生活の質を下げないでいてもらえることに、歯科医としてやりがいや生きがいを感じています。

同じような考えの医師と連携して、歯科治療を積極的にまかせてもらえれば、患者にも喜んでもらえるはずです。最近では、歯科医による高齢者の在宅医療も増えてきており、とてもいいことだと思っています。口腔ケアはもちろん、嚥下機能が低下してうまく食べられない人に、うまく食べさせる機械をもっていく歯科医もいます。

プレジデント社が70歳以上の人に取った統計で、「何を一番後悔してるか」という質問に対し、「歯をちゃんと大切にしておけばよかった」と答える人が多かったそうです。そして「最後に何をしたいですか」という質問では、「おいしいものを食べたい」という回答が多かったのです。

高齢者にとって、噛めて、おいしく食事ができるというのは大きな楽しみです。それをかなえてあげられるのは医科ではなく歯科の分野なので、これからの超高齢社会では医科歯科連携を進めていくことは急務だと思います。

医師側も歯科と連携することによって、治療のスピードが上がると患者からの評価は高

自治体の取り組み例

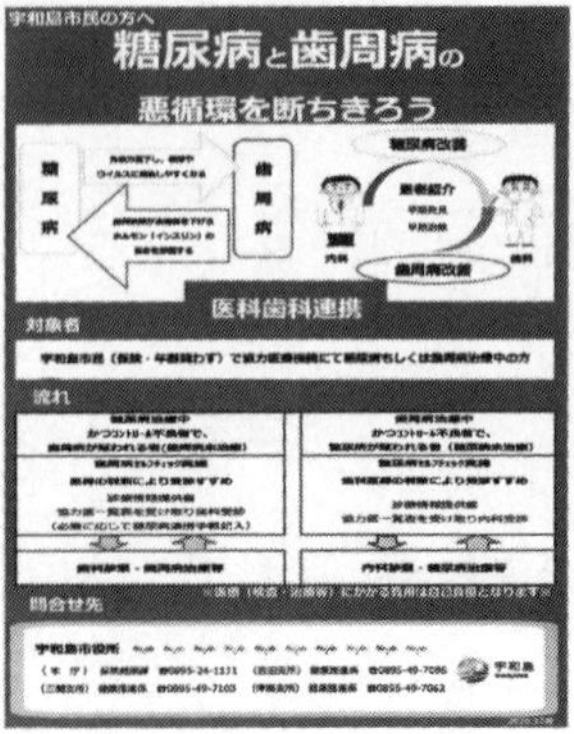

出典：宇和島市役所

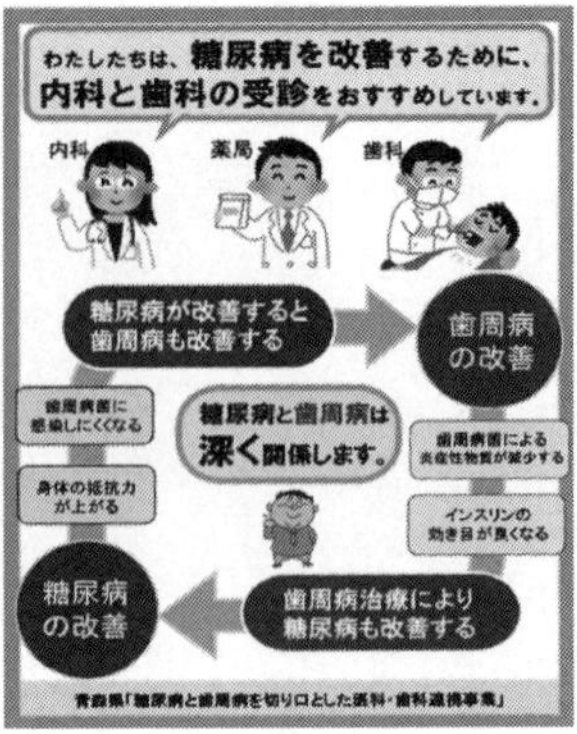

出典：青森県庁

くなるはずです。口腔ケアに注目してもらうことでこれまで治らなかった病気が治っていくわけですから、医科にとってもメリットは大きいと思います。歯科との連携の大切さを訴えている糖尿病専門医の西田亙先生や認知症専門医の長谷川嘉哉先生は有名ですが、歯科医にはまだその認識が低い人もいます。昔に比べるとだいぶ歩み寄ってきたとは思いますが、まだまだだといえます。

一方で、糖尿病と歯周病の悪循環を断ち切るため、自治体を挙げて、医科歯科連携を進める動きも出てきています。愛媛県の宇和島市や青森県のようにポスターを作って啓蒙すると、高齢者にも浸透しやすく効果的です。

コロナ禍でオンライン会議が広がりましたが、医師と歯科医の連携もオンラインであれば症例の共有をしやすくなるというメリットがあります。自分のところであった症例を報告して、それに対してディスカッションする場があれば、医科と歯科のつながりはもっと深まるのではないかと思います。

もっとも「歯の治療などたいしたことではない」という考えの医師もいますので、そういった医師にきちんと反論ができる歯科医になれるよう、知識を増やすことと実績を積むことは欠かせません。

歯を見ると全身の疾患が分かる

歯の治療をしていると、口の中の状態から全身の疾患が分かって、病気の早期発見につながるケースも少なくありません。出血が止まりにくい場合は、血液の病気の可能性がありますし、血圧や脈拍数が異常に上がる場合は、高血圧で危険ということもあります。

歯周病の治療をしているのに全然治らない場合は、「糖尿病だった」ということもあります。その際、病状がそれ以上進まないように、こまめに来院してもらい口腔の管理をこちらで行うといったこともできます。「歯磨きをしっかりしてください」と言っても、なかなかできない方もいるので、そういう場合はこまめに来院してもらって、口の中をきれいにするしかありません。糖尿病は進行すると、失明したり、足を切断したりすることになるので、口の中からそれを食い止めるのが歯科医の仕事でもあります。

また、私のオフィスは自由診療なので、患者のカウンセリング時間が長く、歯だけでなく、全身の病気の話までじっくり聞くことができます。お話を聞いているうちに、必要がない薬を飲んでいる患者が多いことに気づいたりもします。そういうときは私からかかりつけ医に連絡をして、文献やガイドラインを提示して、「本当に必要ありますか」と確認をすることもあります。医師からするとイヤな歯科医かもしれませんが、目の前の患者の健康を考えると、ほうっておくわけにはいきません。

私は歯科医ですが、患者からすると「体のことも相談にのってもらえる」という点が心強いようです。

飲んでいる薬が多い方のなかには必要がなさそうなものもあるので、「これは本当に飲まないといけないかどうか、医師に確認してみてくださいね」とお伝えしています。

今後、医科歯科連携が進めば、私のような歯科医が体の疾患への相談を求められる場面も増えていくと思います。予防の大切さが一般の方にもっと浸透すれば、「歯科医は歯だけを診ていればいい」という時代は、終わっていくはずです。

［第四章］

一人の医師の診断だけでは不十分「セカンドオピニオンの活用」が真の予防につながる

国民の6・6%しかセカンドオピニオンを活用していない

セカンドオピニオンとは、診療を受けている担当医とは別の医療機関の医師に「第2の意見」を求めることです。患者が納得のいく治療法を選択できるよう、複数の医師の見解を聞くことであり、担当医を替えたり、転院することとは異なります。

また、セカンドオピニオンは自由診療に当たり、健康保険が適用されません。

セカンドオピニオンを受けることで、異なる治療法を知って選択の幅が広がったり、病気に対する理解が進むというメリットがあります。特にがんなどの命に関わる病気では、治療法に慎重になるため、セカンドオピニオンを求める人も増えてきています。

しかし、セカンドオピニオンの全国平均実施率は6・6%というデータもあり、セカンドオピニオンに消極的な医療機関も少なくありません。本来は、どんな病気であっても、医師の判断に納得がいかなければ、患者はセカンドオピニオンを受ける権利があります。「かかりつけ医にはただの風邪だと言われたが、どうもおかしい」と思ったら、他の医師のセカンドオピニオンを受けてもいいのです。かかりつけ医も、セカンドオピニオンを受

［図表 14］　全国 47 都道府県セカンドオピニオン実施率ランキング

トップ 10

順位	都道府県	実施割合
1	**東京都**	**18.7%**
2	**千葉県**	**11.3%**
3	**静岡県**	**11.1%**
4	愛知県	9.1%
5	大阪府	7.6%

ワースト 10

順位	都道府県	実施割合
47	**岩手県**	**1.1%**
46	**山形県**	**1.1%**
45	**秋田県**	**1.2%**
44	和歌山県	1.3%
43	青森県	1.4%

出典：株式会社 Reason why
「全国 47 都道府県セカンドオピニオン実施率ランキング」

［図表 15］　セカンドオピニオンの認知度

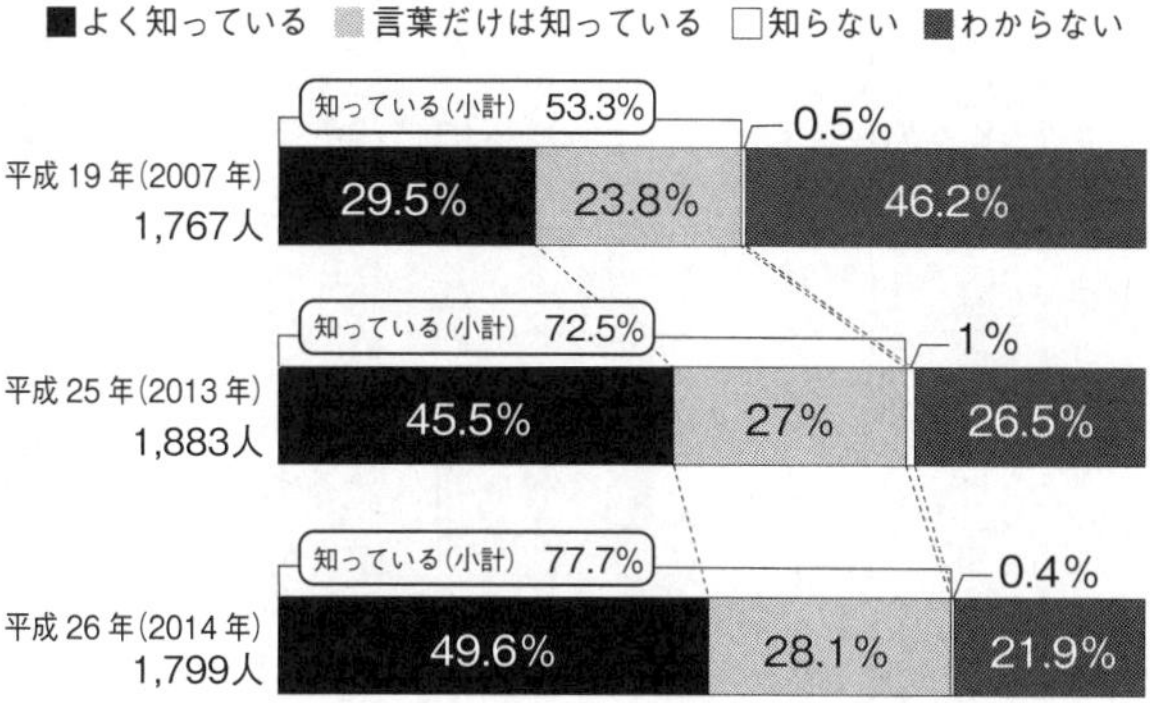

出典：内閣府が平成 19 年（2007 年）、平成 25 年（2013 年）、
平成 26 年（2014 年）に実施したがん対策に関する世論調査結果

けた医師も同じ診断内容であれば、納得することができ、安心できるはずです。

医師に気を使う必要はない

よく誤解されているのは、「セカンドオピニオンを受けたいと伝えると、担当医が気を悪くするのでは？」「セカンドオピニオンを受けたら、担当医に戻りづらいのでは」といった点です。しかし、最善の治療法を患者と担当医との間で判断するために、別の医師の意見を聞くことが、本来のセカンドオピニオンです。セカンドオピニオンを受けることを担当医が理解してくれないのであれば、それは信頼関係が構築されていないということになります。

私は、患者が治療法に納得されていない場合、「セカンドオピニオンを受けてみてはどうですか」と自ら提案しています。ほかの歯科医も同じ診断であれば、患者も安心して治療に臨めるので、治療への理解を深めるためにも、セカンドオピニオンを活用してもらいたいと考えています。

納得できない治療から命を守る

私は患者に病状や治療内容を伝えるとき、なるべく分かりやすい言葉を使うことを意識しています。自由診療なので、話をする時間をたっぷり取れるということもあり、患者からの質問にも丁寧に答えています。

しかし、保険診療の病院で、一人の患者に対して診察時間が長く取れない場合、患者がよく理解できていないまま、病状や治療内容の説明が終わってしまうことがあります。

私の義母の例を挙げます。義母は大きな病院で動脈瘤が見つかったことがありました。そのときの担当医は、態度が横柄で、説明内容も専門用語が多かったため、理解できなかった義母は困ってしまいました。そこで担当医に、「私は素人で判断ができないので、今度、歯科医をしている義理の息子を連れてきます」と話したところ、イヤな顔をされたそうなのですが、後日、私が同伴して診察に行くことになりました。すると、その担当は義母だけのときとは態度がころっと変わって、説明の仕方も丁寧になったのです。

患者によって態度を変えるというだけでもう信頼ができませんが、説明内容もまったく

［図表16］　セカンドオピニオンの流れ

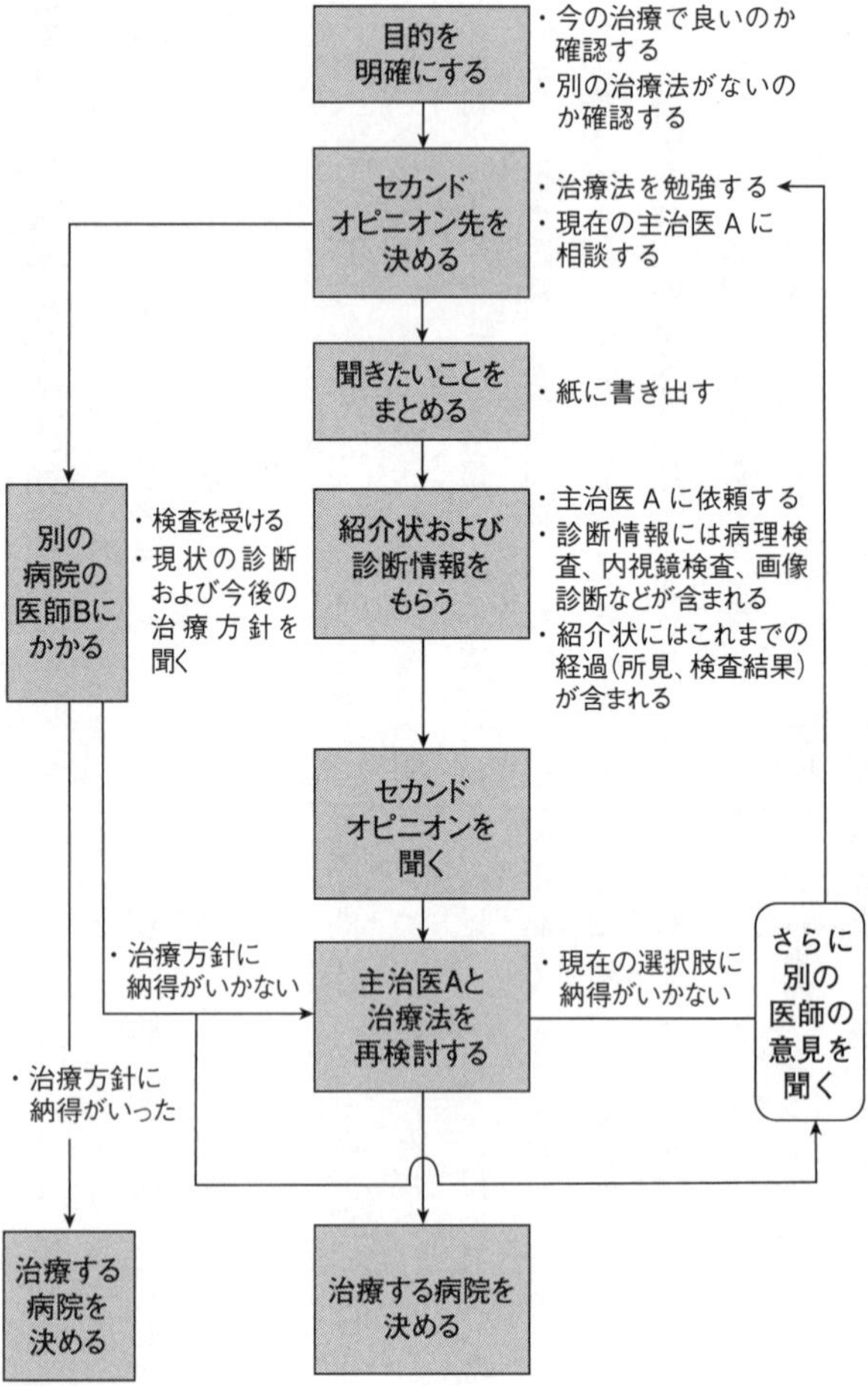

出典：NPO法人楽患ねっと「セカンドオピニオンガイド」

腑に落ちないものでした。病状とリスクの説明はあっても、手術をすればいいのか、経過観察すればいいのか、医師の意見がなく、あいまいだったため、患者はどうしていいか分かりません。責任を取りたくないという医師の態度に驚き、さすがに「この医師はダメだ」と判断しました。

そのため義母が「セカンドオピニオンに行きたいので、紹介状を書いてください」と伝えると、「どこに行っても診断は同じだと思います」と言われました。それでも紹介状を書いてもらい、別の病院でセカンドオピニオンを受けたところ、「これで手術をしないのはおかしい。難しい手術ではない」という判断をされたため、転院して手術を受けることになりました。

その後の経過も良好ですし、病院を変えて本当によかったと思っています。

このときは、私が同行して、ダメな医師であることが分かりましたが、知識が少ない患者だと医師の言いなりで、「セカンドオピニオンに行っても同じなんだ」と判断し、経過観察で放置して、あとで命を落としていた可能性もあるわけです。医師にもさまざまなタイプの人がいますので、納得がいかないときは「セカンドオピニオンを行ってみたい」と伝えて、自分の命を守ってもらいたいと思います。

セカンドオピニオンに医療関係者を同伴してもいい

さきほどの義母のセカンドオピニオンでは私が同行しましたが、せっかくセカンドオピニオンを活用しても、医師の専門的な話が理解できないと、治療法の選択や決断が難しくなります。そういった事態を避けるため、セカンドオピニオンに医療従事者を同伴させることは問題ありません。医師側もより専門的な話をしやすくなりますし、今後、付き添いの医療コンサルタントのようなサービスは増えていくのではないかと思います。

特に高齢になると、耳が遠くなったり、理解力が衰えたりして、「医師の言っていることが分からない」「医師に言われたことが覚えられない」というケースが増えます。そういう医師の言葉を分かりやすく翻訳してくれる存在がいれば、心強いはずです。もちろん家族の方が付き添っても構いません。

周りのサポートも得ながら、より良い治療法を選択してください。

転院よりセカンドオピニオンがいい理由

「セカンドオピニオンを受ける」と言いづらく、担当医には黙ってほかの病院に行き、治療法を探る人もいます。しかし、セカンドオピニオンのメリットは、自分の診断データをもちだせるという点です。血液検査の結果やレントゲン写真などは、勝手にもちだすことはできませんが、医師にセカンドオピニオンを受ける旨を伝えると提供してもらえます。

別の病院で新たに検査をすると、時間もかかりますし、CTによる被ばくの頻度が増えることにもなります。そういった面からも、よほどダメな医師でない限り、いきなり転院するより、まずはセカンドオピニオンを受けたほうがよいと思います。

欧米はセカンドオピニオンに積極的

セカンドオピニオンは、欧米ではかなり前から普及しています。

日本でセカンドオピニオンが進むきっかけになったのは、2004年、「独立行政法人国立病院機構中期計画」のなかで、患者の目線に立った医療を提供するための施策の一つとして、「セカンドオピニオン制度の実施」が明記されたことです。その後、大きな病院では「セカンドオピニオン外来」を設置する動きが増えてきましたが、欧米の積極的な姿勢と比べるとまだまだ日本では普及に至っていないというのが現状です。

アメリカでは診療が終わったあとに、医師から「セカンドオピニオンを受けますか?」と患者に確認することも多いそうです。国民皆保険制度がない国では、治療に大きなお金がかかるので、患者側も治療法を真剣に選択する意識が強いのです。日本は国民皆保険制度があるため、「保険診療をやっているところはすべて同じ医療を受けられる」と考えている人も少なくありません。

また、アメリカでは、なんでも診る開業医は少なく、専門医が多いのも特徴です。歯科に関しても、矯正、インプラント、歯周病といった具合に、専門医が分かれています。そのため、専門外の治療が必要になったときに、別の病院を紹介するというケースが当たり前になっていて、複数の病院を行き来するのが多いことからも、セカンドオピニオンを希望しやすい土壌ができています。

日本の開業医は幅広い分野を診ることが多いですが、一人の医師の診断だけでは不十分な場合もあります。セカンドオピニオンを活用することで、もっとよい治療法が見つかったり、大きな病気の発見につながったりすることもあるので、セカンドオピニオンは〝真の予防〟のための第一歩といえるのです。

歯科でのセカンドオピニオン

歯科でセカンドオピニオンを受ける方は、次のような理由が多いです。

・抜歯と言われたが本当に抜歯が必要か
・痛みや腫れが治らない
・治療後、噛み合わせに違和感がある
・入れ歯かインプラントかで迷っている
・入れ歯が合わない
・歯列矯正の方法を検討している

私のオフィスでも、セカンドオピニオンを求めてくるケースでは、「痛いのが治らない」

「腫れているのが治らない」といった患者が目立ちます。

痛みの場合、歯が原因の歯原性歯痛と、歯が原因でない非歯原性歯痛があります。歯が原因ではない場合は、当然ながら歯の治療をしても治りません。

よくあるのが、「虫歯の治療をされたけれど、そことは別の上の奥歯の痛みがおさまらない」という方です。レントゲンを撮ると虫歯はなく、鼻の空洞の部分が真っ白く写っています。そのため、「最近、風邪をひきましたか?」と聞くと、「はい」とおっしゃいます。実は、風邪による副鼻腔炎が原因で上あごの奥歯に痛みが生じることは多いのです。そのため、私のところでは何も治療をせず、「1週間ぐらいすれば、何もしなくても治りますよ」と伝えて、帰っていただきました。

副鼻腔炎がひどい場合は、耳鼻咽喉科に行かれることをおすすめしています。

非歯原性ですと、副鼻腔炎を起こしていて、噛んだときに歯が痛くなるというケースはよくあります。しかし、保険診療の歯科の場合、何かしらの治療をしないと診療報酬が得られないので、本来は治療が必要ない歯を治療することもあるのかもしれません。

歯の治療をして痛みがおさまらない場合は、ほかの病気も疑い、セカンドオピニオンを受けることをおすすめします。

カウンセリング時間が長い自由診療の安心感

私のオフィスにセカンドオピニオンに来られた患者が口をそろえて言うことは、「こんなに話を聞いてもらったの初めて」です。

保険診療の場合、経営上どうしてもたくさんの患者をさばかなければいけないので、カウンセリングに30分～1時間かけていると赤字になってしまいます。次の患者をものすごく待たせるわけにもいきません。そのため、大きな病院では、専門のコーディネーターを雇用して、そこでまずカウンセリングをするという仕組みをつくらないと、カウンセリング時間をたっぷり取ることはできないと考えられます。

患者から話を引き出すためにも、やはりある程度の時間は必要です。医師の前で緊張して、思っていることと違うことを言ってしまう患者もいますし、伝えたかったことを忘れてしまう人もいるので、医師がうまく話を引き出さないといけません。

私のオフィスのチーフは話を聞きだすのが上手で、患者からいろいろな情報を聞き出してくれます。それによって医師の治療がスムーズに進められます。そのためには、カウンセリングは5分くらいの短い時間では難しいですし、やはり時間をかけてじっくり話をすることが本来のあるべき医療だと思います。

ドクターショッピングの危険

私は患者がセカンドオピニオンを受けることに大賛成ですが、セカンドオピニオンとドクターショッピングは違います。ドクターショッピングとは、自分の気に入った商品を探してあちこちの店に立ち寄るように、自分がしてほしい治療法、自分にとって希望がもてる意見を述べてくれる医師と出会うまで、いろいろな病院を受診することを指します。

特にがんなどの深刻な病気では、「これで治る」と言われて、効果がはっきりしていない高額な治療法を選択してしまうこともあります。耳鳴りなどの治療法が確立していない慢性的な病気で、ドクターショッピングを続ける人もいます。また、「見た目を変えたい」という悩みに応える美容整形では、仕上がりに満足できず、整形を繰り返す人も少なくありません。こういったドクターショッピングでは、治療の効果がなかなか得られないので、

〝真の治療〟はできません。

ドクターショッピングを避けるには、医師とのコミュニケーションと信頼関係が大切です。話を聞いて分からなかったことや疑問点は素直に医師に伝えて、きちんと解消するようにしてください。また、医療関連のサイトや書籍などをチェックし、日頃から病気に対する正しい知識を身につけておくことも、ドクターショッピングに陥らないためには必要です。

YouTuber医師から学べることも多い

セカンドオピニオンとまではいかなくても、「気軽に医療情報が身につけられる」と、最近人気なのはYouTubeです。医師がYouTuberとして発信している動画もあり、分かりやすく医療情報を発信してくれています。

例えば、よしもと初の現役医師芸人「しゅんしゅんクリニックP」のYouTubeは、面白くて、ためになる話題が多く、私もときどきチェックしています。「医者あるある」の情報も共感でき、「病院で3時間待って、30秒で診察が終わる」「ずっとパソコンを見ていて患者のほうをまったく見ない医師」といったネタもあって、経験がある人はうなずけます。

YouTubeでは、歯科医によるおすすめ歯みがき粉の動画や、眼科医による視力回復トレーニングの動画といった、観ている人がすぐに実践できるものもあります。

そういった、医師が発信する動画をチェックし、医療情報に触れる機会が増えると、予防への意識も高まるのではないかと思います。

セカンドオピニオンで大きな病気の予防を

セカンドオピニオンは、治療法に選択肢があることを知り、治療への理解を深めるためのものと考えられていますが、予防という側面もあります。

特に地方では病院が限られていて、専門分野ではないけれども、幅広く診療するという医師も少なくありません。そういったときに、その医師だけを頼るのではなく、ほかの病院の医師に診てもらうことで、不要な薬を飲んでいることに気づいたり、大病につながる疾患が見つかったりすることもあります。

要するに早く動くことで、重篤な病気にならずに済むという、先手必勝的な考えです。

例えば、腹痛が気になって病院に行って、「ストレスです」と言われて薬を処方されたとします。その後、痛みがひかないのでほかの病院に行って詳しく検査したら、初期のがんが見つかったということもあります。患者の伝え方、医師の受け取り方によって診断が変わりますし、その病院に検査機器があるかどうかも診断の違いに関わってきます。

大きな病気に至る前に、おかしいと思ったらセカンドオピニオンを受けて、病気の芽を摘んでおくことは大切です。

舌がんだったとあるタレントのケース

早くセカンドオピニオンを受けておけば……というケースでは、舌がんが見つかったとある女性タレントの例があります。最初の診療でがんだと診断されていれば、切除する範囲が少なくて済んだのではないかと思います。

彼女のブログによれば、夏に舌の異常に気づき、口内炎だと診断されて、塗り薬や貼り薬、ビタミン剤などを処方してもらったそうです。その後も口内炎が治らず、秋になってかかりつけの歯科医を受診し、レーザー治療で口内炎を焼いています。それでも治らず、口腔外科を受診すると、ステージ4の舌がんであることが分かったのです。

歯科医が舌がんの病名を確定するのは難しいですが、口内炎とは見た目が違うので、歯科医が怪しいと感じることも多いはずです。彼女は手術が成功して予後も順調ですが、セカンドオピニオンを受けることの大切さを教えてくれる事例だと思います。

大学病院を紹介し、がんを予防できた

私の場合ですが、患者の口の中を見て、「何かおかしい」と感じたらすぐに連携している大学病院の口腔外科に行ってもらいます。

実際に患者の白板症（口の粘膜が白色に変化する病気）の早期発見で、がん化を防いだこともありました。その患者は、女性タレントと同様に「口内炎みたいなものが治らない」と私のオフィスにセカンドオピニオンで来られたのです。診察すると口内炎ではなく白板症でした。白板症は放置するとがん化することが分かっています。すぐに大学病院を紹介し、切除してもらったので、がんを予防でき、その後の経過も良好です。

また、入れ歯が合わないという方を治療している際に、患者の口腔扁平苔癬《こうくうへんぺいたいせん》（皮膚や粘膜にできる角化性）に気づいたこともあります。これも放置しておくとがん化します。扁平苔癬の原因は不適切な入れ歯であることが多く、私が針金の入れ歯をやらない理由はここにあります。

舌がんや粘膜疾患を引き起こす原因の一つに、慢性的な刺激、すなわち合わない入れ歯や、入れ歯の針金があるのです。また、虫歯を放置して歯がとがっている状態が長い時間続き、舌や頬に常に刺激を与えることも口腔がんを引き起こす原因になります。

がん化する病気を早期発見するためにも、口の中で気になることがあれば、歯科で診てもらい、その診断に納得がいかなければ違う歯科に行き意見を聞いてみることが大切です。

患者が固定観念に縛られるのも問題

これはあくまで推測ですが、がんで亡くなってしまった著名人のケースを見ても、思い込みが強過ぎてセカンドオピニオンを受けても納得できず、寿命を縮めてしまったのではないかと思われるケースがあります。

有名な歌舞伎役者の妻でフリーアナウンサーだった女性は、乳がんを切除せず温存できる治療法を探し、結果的にがんが転移して亡くなってしまいました。

胆管がんで亡くなった女性タレントは、体にメスを入れることを拒み、腹腔鏡下手術をしてくれる医師を何十軒も病院を回って探したといわれています。胆管がんでは、腹腔鏡下手術は除去しきれずに再発する可能性が高く、推奨される方法ではありません。結果的にはがんが進行し、手術はできたものの帰らぬ人となってしまいました。

患者が自分の固定観念に執着し、専門医のセカンドオピニオンを聞き入れないケースで命を落としてしまうのは、本当に残念です。患者の要望だからと、その人のためにはならない手術や治療を行う医師にも疑問を感じます。

自分で正しい情報を得ることの重要性

セカンドオピニオンは主治医とは別の医師に意見を聞くことですが、自由診療を行っている医師に食事法や免疫力を上げる治療法を聞くのもいいと思います。

例えば、がんに関しては、糖質制限が大前提です。がん細胞が好きなのは糖質なので、食事を変えていく必要があり、医師に任せるだけでなく、自分で努力することも必要です。医師任せにして、肺がんを切除する手術をして、たばこを吸っていたら、それはアウトです。医療を無駄にしないよう、自分自身が生活を変えていく、健康にいいことを調べていくことは大切です。

私のオフィスでは、高濃度ビタミンC点滴療法を行っていますが、こういった体に害を及ぼさず、免疫力を高める医療を活用するのもおすすめです。新型コロナ対策にしても、自分の体を強くする、ちゃんと睡眠を取る、ストレスをうまく自分で処理する、運動する、外に出て紫外線を浴び、ビタミンDを生成する、といったことで免疫力を上げておけば、かかりにくくなるはずです。

保険診療のかかりつけ医では教えてくれない情報も今はネットなどで調べれば出てくるので、自分に合った治療法を柔軟に探していくことが、健康を維持し、大病を予防する一つの方法だといえます。

セカンドオピニオンで抗がん剤治療を避ける

私は歯科医ですが、大腸がんの手術をした患者から相談を受けたことがあります。大腸がんだけでなく、がんの転移があった子宮と卵巣も切除されていましたが、今後、抗がん剤をやりたくないので、何かいい治療法はないですかという相談でした。

私は、がん免疫療法やがん栄養療法を行っている自由診療のクリニックを紹介し、患者が治療していた病院には、私が付き添いのもとで、抗がん剤治療を受けない旨を伝えました。今後の検査などはもちろん継続してお願いしたいので、主治医にはセカンドオピニオンで自由診療のクリニックに話を聞きに行きたい、今までの検査結果が欲しいと伝えました。もちろん主治医は同意してくれました。

セカンドオピニオンを受けるとなると、患者は皆、「ほかの病院に行くということを言い出しにくい……」と言います。しかし、命に関わる病気なので、医師に気を使わず、自分の体を第一に考えてほしいと思います。セカンドオピニオンは悪いことではありません。不安なまま、わけも分からず治療が進んでいくと、いい結果には結び付きません。

その患者は、抗がん剤治療ではなくほかの治療法を選択し、現在副作用もなく経過は良好です。

このように、歯科医の私が患者からの幅広い相談に対応できるのは、自由診療を選択したからだといえます。そして患者との長い付き合いのなかで、歯だけではなく、体の状態も把握しているので、的確なアドバイスができるのだと自負しています。

セカンドオピニオンが当たり前の世の中に

このようにセカンドオピニオンのメリットはたくさんあります。これからは予防弱者をつくらないためにも、セカンドオピニオンが当たり前の世の中になるべきです。セカンドオピニオンは病気になってから受ける方がほとんどですが、予防治療は健康な状態で受けるものなので、セカンドオピニオンを活用する時間も十分にあります。余裕があると本当に正しい治療方法を選択することができます。セカンドオピニオンが多くなると、医師も緊張感をもって患者に接し、きちんと話をして向き合うことが多くなるはずです。

実際、私がセカンドオピニオン先として連携を取っている医師は、患者の話を聞いて、ちゃんとその人の性格も分析して、納得してもらえるように話す人ばかりです。おべっかを使うわけではなく、患者がベストな治療を受けられるよう導いてくれるのが、本来の医師の姿だと思います。

私も若い頃は、「自分は歯科医なので、歯をきちんと治し、痛みをとればいい」と考えていました。しかし、それでは解決しない場合もあります。歯科医として経験を積むうちに、歯は全身と関わっていて、歯科医も体のことを勉強しなければならないという考えに変わりました。歯周病の予防をしなければ、体の病気が増えていくばかりなのです。

超高齢社会で、死を考えるとき、どういう終末期を過ごしたいか、最期まで自分で食事ができるように生きるためにはどうしたらいいか、といった観点でも予防歯科の重要性を痛感し、伝え続けていくしかないと考えています。口をきれいにしておけば、重篤な病気になりにくいことを多くの人が知っていれば、予防弱者を減らし、医療問題の解決につながると考えています。

そのためにも、セカンドオピニオンでベストな治療法を選択し、口と体の健康をキープしてもらいたいと思います。

セカンドオピニオンの費用は惜しまないほうがいい

メリットが多いセカンドオピニオンですが、デメリットといわれているのが費用です。セカンドオピニオンは自費となり、医療機関によっても異なりますが、およそ30分につき5000～3万円となっています。病院によっては、検査画像や病理データがある場合、別途診断料がかかるケースもあります。

これを「高い」と考えてやめてしまうと、治療法の選択肢が狭まり、最悪の場合寿命を縮めてしまうことにもなります。セカンドオピニオンの費用は惜しまず、良い医療を受けるために何をすべきかしっかりと理解し、方向性を決めるための重要な費用だと考えるべきだと思います。

［第五章］

長く健康に生きるために――ヘルスリテラシーを高め、〝予防弱者〟から脱却せよ

最先端の治療法を知っておく

２０２１年は、アルツハイマー型認知症の治療薬が承認されたというニュースも話題になりました。ＡＩ（人工知能）を活用し、健康診断や生活習慣のデータを分析し、数年後の検査値を予測するシミュレーションシステムも登場しています。

医療は日々進化し、医療情報は更新されていきます。最新の情報や最先端の治療法を知っておくことは、病気にかかったときに命を守ることにつながります。

ひと昔前とは異なり、今はがんにかかっても、早期発見や治療法の確立により、10年生存率は上がっています。また、予防医学が進んでいるので、病気にかからない体にするための方法を実践することが大切です。

普段から、ネットや書籍で気になったことを調べ、今の医療に触れておくことをおすすめします。よりよい治療法を選択するために、セカンドオピニオンも当たり前の時代になると思います。

かかりつけ医をもつことが予防の一歩に

一人でもいいので、信頼できる、何でも話せる医師をつくっておくと、常に健康を意識でき、予防も実践しやすくなります。厚生労働省も「かかりつけ医」をもつことを推奨しています。

「かかりつけ医」とは、「なんでも相談できる上、最新の医療情報を熟知して、必要な時には専門医、専門医療機関を紹介でき、身近で頼りになる地域医療、保健、福祉を担う総合的な能力を有する医師」と日本医師会で定義されています。

これは医科だけでなく、歯科でも同様です。「かかりつけ歯科医」をもっていると、口の中の異常を早期発見することで、歯だけではなく、体の異常を察知でき、全身疾患の改善や予防につながります。

自分の健康状態を常に把握する

人間ドックや健康診断は、自分の健康状態を把握するために定期的に受けることをおすすめします。血液検査をすれば最低限のことは分かるので、そこで異常があれば人間ドックに入るという形でもよいと思います。ＣＴやレントゲンを頻繁に撮ると被ばくするので、健康な人であれば、1年に1回で十分です。

たまに健康診断の数週間前になると禁酒したり、食事を調整して血糖値が上がらないようにしたり、体重を減らしたりする人がいます。そういう人は健康診断が終わって数値に異常がなければ不規則な生活に戻るのです。しかし、普段から食事、睡眠、運動という生活のリズムが整っていないと、いつかは健康に大きなダメージが起こる可能性があります。健康診断の前だけ摂生して安心感を得るというのは本末転倒です。

また、健康診断の結果を見て、医師が「運動しましょう」「お酒は控えましょう」と言っても、アドバイスに従う人ばかりではありません。健康診断は病気を発見するためだけでなく、将来の病気を予防する指針になるので、アドバイスに従わないと健康診断を受ける意味がなくなってしまいます。セルフケアが難しいという人こそ、予防医療を活用し、積極的に相談してほしいと思います。

私は摂生をせず、一番悪い状態と思われるときに血液検査を自分でやっています。悪いデータが出たほうが、「改善しなければ！」と焦るからです。健康診断の前だけ摂生をするというタイプの人こそ、普段の自分の状態で検査をすることをおすすめします。

医療難民にならないために「噛める歯」をキープ

日本は少子高齢化が進み、このままいけば医療難民が増えることが予想されます。特に地方は、病院にかかりたくても診る医師が減っていくため、かかることができない人が増えてしまいます。

それならば、逆の発想で病気にならない体づくりをすればいいのです。そのためには、「食事ができない歯」ではダメだと私は考えています。

一般的に、よく噛めなければ、おかゆや麺類など軟らかい食事に偏り、しっかり噛まなければならない野菜や肉類などは敬遠しがちになります。噛まないことで唾液量が十分に分泌しないため味覚も低下し、さらに飲み込みも悪くなります。おいしく感じられなくなることで「食べたくない」という気持ちが膨らみ、食事がつまらなくなり、低栄養へとつながっていくのです。低栄養で身体活動量も減れば、筋量が失われ、骨がもろくなり、サルコペニア（筋肉量が減少して筋力低下や、身体機能低下をきたした状態）も起こります。そして、ひとたび寝たきりで要介護になると、そこから健康状態を戻すのは難しくなってしまうのです。この負のサイクルに陥る前に、しっかりと歯の噛み合わせを治しておくことが重要です。認知症の予防にもなります。

医療難民にならないためには、高齢になったときに無駄な治療をしないと決めておくことも一つの方法だと思います。私は70歳になってがんの宣告をされたら、手術や抗がん剤などの標準治療はしないつもりです。代替治療のみ行って、自然治癒力を高め、生活に支障が出る治療はせず、がんを大きくしないよう努めます。

食べられなくなったり、病院で管につながれたりしたまま長期間入院して死ぬといったことを避けるために、今どうすればいいのかといえば、予防しかありません。そしてその基本が、これまでお話ししてきたとおり歯の病気予防であり、信頼できるかかりつけ医を見つけて、二人三脚で健康を維持していくことなのです。

新型コロナウイルスの感染を防ぐ歯科の力

今年は新型コロナウイルスによって病床が逼迫し、各地で医療崩壊が起こりました。感染しても治療が受けられない医療難民が発生し、残念ながら命を落とされた方もいます。

実は日本の病院は、世界一の有床数を誇ります。それなのに医療崩壊が起こったのは、これまでの感染対策の甘さも一因ではないかと思います。

一方、歯科では、患者が治療の際に口を大きく開けますが、新型コロナウイルスのクラスターがほとんど発生していません。それは治療のガイドラインとして、感染対策を厳しくやってきたからです。今回の新型コロナウイルスだけでなく、肝炎やエイズウイルスなど、空気中に浮遊した菌や唾液、血液で感染する病気は少なくありません。歯科では、治療で出血することが多いため、治療器具やスタッフの手、衣服などを介して、ウイルスが伝染することがないよう、十分に配慮しています。

私のオフィスでは以前から、注射器、注射液、うがい用の紙コップ、エプロンは、患者ごとに新しいものに交換し、その都度、ほかの人が触れることがないよう1カ所にまとめて処分しています。歯科医が使用するグローブも同様です。使い捨てにできない機器は、世界基準の高圧蒸気滅菌器で完全に滅菌するという習慣がコロナ以前から身についていました。特に私のオフィスの滅菌システムは万全で、医療従事者の方が診察室を見て、感心して帰られることもあります。

治療中、飛沫は何もしなければ半径2メートルの範囲に飛ぶため、通常は口腔外バキュームという唾液を吸う機械をつけて飛沫の防止をします。こういった当然の注意を怠らず治療をしていれば、まず感染することはありません。

感染対策に力を入れているかどうかは、自由診療か保険診療かにかかわらず、理事長・院長の考え方次第です。いい設備をそろえれば、当然コストも上がります。患者が支払った治療費をちゃんと患者に還元する気持ちがあるかどうかということです。

一方、医科は、手術をするような場合を除いて、そこまでの滅菌システムは確立していません。

一般的な病院で感染対策をするとなると、医師、看護師、スタッフの仕事量はこれまでの3倍くらいに増えます。防御服を着るのも大変ですし、滅菌には時間がかかります。一人の患者の診療が終わったあと、扉、机、イスなどの飛沫、唾液、血液などをすべて滅菌してから次の患者を呼ぶのも時間がかかるわけです。もちろんコストもかかります。これまでそういった対策をやっていなかった病院が、急にそれをやらざるを得なくなると、混乱するのは当然です。私はこういった「滅菌システムに慣れていなかった」という点が、医療崩壊の一因だと思っているのです。

病院依存から脱却する

先進国で安い金額で良質の保険医療を受けられるのは日本だけです。しかし、国の医療費は逼迫しており、今後、国民の負担金が増えていくのは明らかです。無駄な薬の乱用も医療費を圧迫します。

歯科では患者から「痛い」と言われると、診療報酬を稼ぐために必要がないところも削ってしまうといった悪い習慣があります。もし、歯を削るときに「料金は10万円です」と言っていれば、患者は「ちょっと待ってください。本当に虫歯はありますか?」となるはずです。しかし、保険診療だと大きな金額ではないので、患者も歯科医が言うことを疑問なく受け入れてしまうのが現状です。

それもまた医療費を圧迫する原因の一つだと思うのです。無駄な治療をなくし、本当に必要な治療にお金をかけるためにも、患者の病院まかせの体質を改めていくことが必要だと思います。

特に整形外科は、多くの高齢者が慢性的な腰痛やひざ痛の治療に通っています。「もう年だから治らないし、痛みがひどくならないように通っている」という人も多く、病院の待合室が高齢者の井戸端会議の場になっているところもあります。保険診療だとどこも治療内容は大差なく、安く治療が受けられますが、病院側は診療報酬を稼ぐため、たくさん患者に来てもらわないといけません。そして、長い待ち時間と短い治療となり、整形外科で慢性的なひざ痛や腰痛が劇的によくなったという声はあまり聞かれません。私からみれば、こういった患者は予防弱者にほかならないのです。

腕のいい整体師や理学療法士による治療は、ほとんどが自由診療ですが、体のことをよく分かっていて、見事に治療してくれます。病院依存から脱却し、自由診療という選択肢を増やすことが、真の予防と健康に導いてくれる方法だと考えています。

予防歯科は未来投資と考える

自由診療で予防歯科を定期的に受診することは、歯と体の健康を整えることであり、健康寿命を延ばす方法の一つです。

そのため、予防歯科に通うことは、健康な未来への投資といえます。「仕事ができる人はジムで体を鍛えている」といった話をよく聞きますが、健康に対する意識が高い人は、仕事も遊びもすべての面において高いパフォーマンスを発揮していると思います。

意識が高いといえば、ホリエモンこと堀江貴文さんも最近は健康に関する書籍を出されています。そこで言われているのが、「いま『健康』は、究極の資産である」という言葉です。予防医療に関する書籍なのですが、やはり、堀江さんも健康に対する投資は重要だと話しています。

仕事が忙しいと歯磨きをおろそかにしている方は、後悔しないよう気をつけてください。繰り返しになりますが、健康寿命を延ばすには、口内環境を整えることが重要だからです。そして、健康のために体の免疫を上げたり、がんの予防をしたりするために必要なことは、保険診療では行えません。

なかには「歯の治療は保険診療で行い、高濃度ビタミンC点滴療法を自由診療で行えばいいじゃないか」と言う人がいます。しかし、日本では保険診療と自由診療の混合診療が禁止されており、保険治療と同時に自由診療をやると歯科医師が罰せられます。

そのため私は保険診療をやめて、自由診療にしたのです。言い換えると、歯科治療とは歯だけのことなのか、歯も含めた体のケアのことなのかという選択で、後者を採ったのです。

保険診療でも予防を謳《うた》っている歯科はありますが、それは歯周病の菌をなくすという歯だけの治療で、高濃度ビタミンCを入れて免疫力を上げて回復を良くするといったことは入っていません。予防歯科の適用範囲を広げるなら、自由診療を選択するのがベストだといえるのです。

粘膜もチェックするのが予防歯科

予防歯科というと、歯のクリーニングを思い浮かべる人が多いと思いますが、ちゃんとした予防というのは、粘膜や舌、噛み合わせもしっかりと診ることから始まります。

新型コロナ対策でも、口の中をきれいにするのは歯科にいわせれば当たり前の話であり、ウイルスは舌の奥のほうに付くので、舌みがきも大切です。ＳＡＲＳウイルスの重篤化を防ぐ方法として、口腔ケアが有効というデータはすでに出ているので、今後、新型コロナウイルスへの有効なデータも出てくるのではないかと考えられます。

口腔ケアをしたグループのインフルエンザ発症数は約10分の1に抑えられたというデータもあります。歯科医が歯科衛生士に、そういったことを教えて勉強してもらい、患者に伝えてもらうことも大切です。

一方で保険診療の場合、一人の患者にかけられる時間が限られるので、粘膜や舌まで診るのは難しいかもしれません。自由診療での予防歯科の丁寧な診察・治療を、ぜひ一度体験してください。

[図表 17]　口腔ケアとインフルエンザ発症の関係

	専門的口腔ケア群 (n＝98)	対象群 (n＝92)
インフルエンザ ワクチン摂取者数（%）	36（36.7）	39（42.4）
インフルエンザ 発症者数（%）	1（1.0）	9（9.8）
普通感冒発症者数（%）	8（8.2）	12（13.0）

両群のワクチン接種率に差がないにもかかわらず、専門的口腔ケア実施群のインフルエンザ発症率は有意に少なかった。

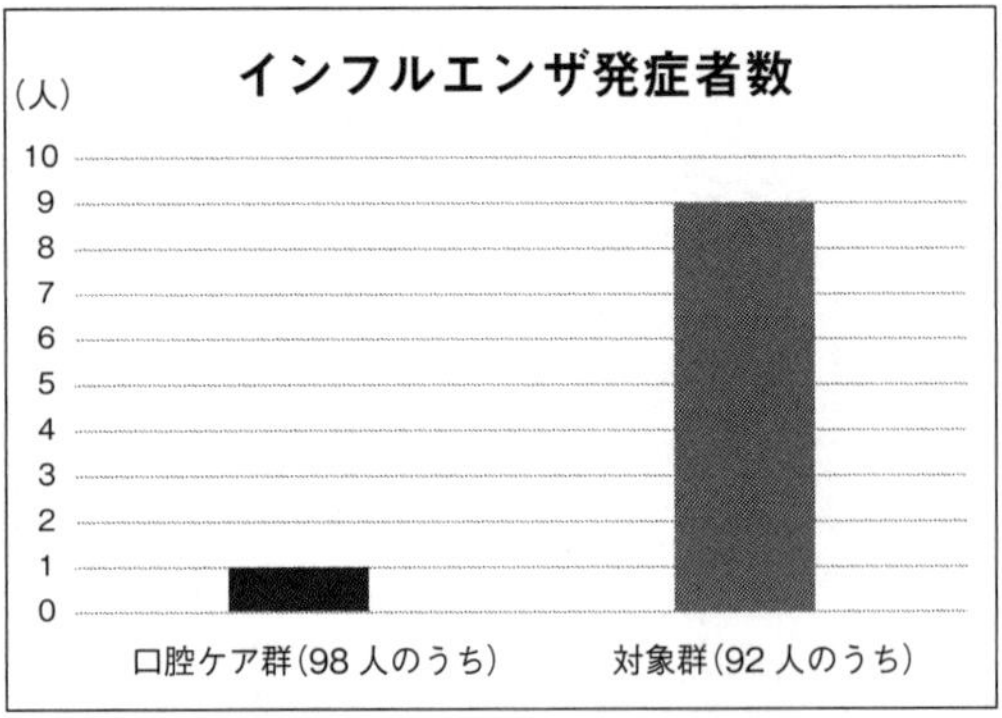

65 歳以上の在宅療養高齢者 190 人について、

■ 口腔ケア群(98 人)
歯科衛生士による口腔清掃を中心とした口腔ケアと
集団口腔衛生指導を 1 週間に 1 回実施したグループ

■ 対象群(92 人)
本人および介護者による従来の口腔ケアを実施した
グループに分けて調べた結果

出典：日本歯科医学会誌(2006)
「健康な心と身体は口腔から―高齢者呼吸器感染予防の口腔ケア」より作成

医師を選ぶ際、第一印象は大切

保険診療、自由診療にかかわらず、自分の健康を守るため、クリニックや医師選びは大切です。

特に、医師の第一印象は大事です。私自身、見た目の清潔感や、丁寧な話し方、患者の話をよく聞くことを意識しています。治療技術はもちろんのこと、医師の人間性や相性といった部分も、選択の決め手としては大きいのではないかと思います。

私も昔は「歯科医は技術だけがあればいい」と思っていましたが、歯科治療は痛みを伴うことが多いため、患者の多くは不安を抱えています。ですから信頼して治療を受けてもらえるよう、安心してもらうことが大切です。そのためには、やはり医師と患者のコミュニケーションが大事です。

また、医師の態度は好感がもてても、受付スタッフや看護師の対応が悪い病院もおすすめできません。病院に電話をしたときに、受付の方の対応が丁寧だと安心して通いたくなるものです。

一方で、実際に接してみないと分からないこともあります。マスコミに出ている有名な医師ならいいとも限らず、そういった有名な医師はなかなか予約が取れなかったり、一般の人は診療していない場合もあります。たまに怖いと評判の医師がいますが、怖くてもしっかり治してくれると、信頼感がもてるなら、患者が絶えないはずです。ネットの口コミ評価は参考程度にチェックすればよいと思います。

納得と安心が大前提

医師を選ぶ際、大前提として、病気について分かりやすく説明してくれる人であることも大切です。どんな病気であっても、何が原因で病気が起こっているか、どういう治療が必要かを医師が話してくれ、理解・納得できなければ、患者は安心して治療に向かえません。さらに、自分と同じ症状の人がこういう治療法を選択して、その結果、どうなったかということも伝えてもらえると安心できます。

私は若い頃、「先生はその治療をやったことがあるのですか？」と患者に聞かれることがありました。「若い医師だから経験不足なのでは」という不安があったのだと思います。

若いから施術が下手ということはありません。年齢を重ねるだけで勉強をしていない医師が最も危険だと考えています。

また、私のオフィスでは、ほかの患者の了承を得て、同じ症状の方の口の中の術前術後の写真を見せています。治療結果が一目瞭然で、患者に納得してもらいやすいのです。

患者の望んでいることを聞いて、明らかに間違っていたら、やんわりと正しい方向へ導くことも学びました。間違っていることでも、頭ごなしに否定すると、患者は心を開いてくれなくなるからです。患者の性格も汲み取って、不安が強いようなら、1回ではなく数回の治療に分けるなど、患者に合わせてアプローチの仕方は変えています。

患者も、信頼できる医師が見つかれば、「しっかり治療をしていこう」と元気な気持ちになり、病気の改善スピードも上がるはずです。

また、営業的歯科治療には要注意です。ホームページでも集患を目的に「歯を残します」などと書いているところがありますが、なんでも歯を残せばいいというわけではありません。しっかりと検査を行い、その判断を基に抜くか抜かないかを決めることが重要です。歯を残すために根管治療をしたり、歯周病でぐらぐらしている歯を隣の歯とくっ付けたりと、無理に残そうとするのは良い治療ではありません。

良質な歯科かどうかはここをチェック

私の長年の経験から、どういった点をチェックすれば、良質な歯科かどうかが分かる方法をお伝えします。初めての歯科にかかるときに参考にしてみてください。

① トイレやスリッパが汚い

これで診察室がきれいだとは考えられません。

② スタッフや歯科医が白衣で外出、買い物をしている

不衛生です。これだけ新型コロナの感染が騒がれているにもかかわらず、依然として白衣で出歩いている医療従事者を見掛けます。そういう病院は意識が低いと思ったほうがよいでしょう。

③　詰め物やかぶせ物が何回も取れる
診断や技術に問題があると思われます。

④　レントゲンを撮らない
これでは正確な診断ができません。

⑤　前医の悪口を言う、自分の自慢ばかりする
歯科医のモラルが問われます。

⑥　いつも1～2時間以上待たされ、治療時間が短い
歯科医が自分のキャパシティを超える予約を入れていることになり、医療事故につながる可能性があります。

⑦　歯磨き指導をしない

ホームケアは重要です。これでは虫歯や歯周病治療をしていないのと同じです。

⑧　診察前に手を洗わない、手袋を取り替えない

不衛生ですし、院内感染が起こる可能性があります。

⑨　歯科医師本人の歯が汚い、口臭がする

歯科医自身が歯の健康に関心がないのかもしれません。

インプラントの手術は腕のいい医師を選ぶ

一方、歯科のインプラント手術に関しては、技術の高さを重視すべきで、腕がいいと評判の歯科医を選ぶべきだと考えています。インプラントとは、虫歯などで抜けてしまった歯の代わりに入れる歯のことです。自分の歯のように使うことができるため、「第二の永久歯」とも呼ばれます。

しかし、私のオフィスには、インプラントの不具合でセカンドオピニオンを受けに来られる患者も多いのです。インプラントは外科手術なので、トラブルが起きたときに適切な処置ができる歯科医を選ぶことが大切です。

また、体ではなく歯の手術だからと、インプラントの手術の翌日から普通の生活を送る人がいますが、仕事を休んでいただいたほうが回復は早いです。歯の手術だからと甘く見ず、慎重に治療を受けることをおすすめします。

インプラント歯科医の選び方

① 正確な診断をするための検査に時間をかけている

レントゲン、CT検査、口の中の検査はもちろんのこと、体の状態を把握するため血液検査を行うことは重要です。

② 納得のいくまでカウンセリングをしてくれる

自分の要望をきちんと聞いてくれる歯科医かどうかは重要なポイントの一つです。

③　インプラント手術用のオペ室がある

オペ室ではなく隣で歯を削っているような環境でインプラント手術をすると歯の削りカスが飛び、飛沫感染を起こします。

④　歯科医自身が、積極的に国内研修や海外研修に参加している

インプラントの治療には高度な技術が必要とされます。「年間○本治療しています」ということも重要ですが、定期的にきちんと勉強をしていることもまた重要です。

⑤　見積もりを出してくれる

お金のトラブルを事前に避けるという意味もありますが、何よりも「あまりに安過ぎないか」という点を見るために見積もりは必要です。安いということは必要な工程を省いているということかもしれず、医療トラブルの元にもなりかねません。

⑥　インプラントを機能的に使う指導をしてくれる

例えば、噛み合わせの管理やブラッシング指導です。それらの管理や指導により、よりいっそうインプラントの機能が長く続きます。

予防弱者となり得る歯科へのかかり方

ここまで理想の医師の選び方をお伝えしてきましたが、患者側にも残念なケースがあります。

診療をしていると、「とにかく短時間、短期間で治してほしい」という忙しい方がいます。男性に多いのですが、「疲れがたまっているので休んでください」と言っても、「仕事を休めないので薬だけください」と言って帰ってしまうのです。その結果、完治せず、そのあとの治療に時間がかかってしまうケースも少なくありません。無理がたたって入院したり、大病に発展する可能性もあります。

保険診療だと、医師はどんな患者でも、なかなか診療の拒否ができませんが、私のような自由診療になると、「その人のためにならないことはやらない」と決めて、「インスタン

ト な治療が希望なら、ほかの病院へ行ってください」と言うこともできます。

次のような患者は、予防弱者となってしまい、健康面で非常に損をしているといえます。

①　虫歯があると知っていても「仕事で時間がない」と言って治療しない

虫歯は軽い風邪などとは異なり、放っておいて治るものではありません。進行すればその分、治療時間や費用も増え、何よりも大切な歯を失う危険が高くなります。忙しいのは皆同じなので、優先順位のどこに「健康」をおくのか、一度考えるべきです。

②　痛いし、音も怖いから、治療に行かない

歯科治療では機械を使うため、音がするのが苦手という人もいます。しかし、治療をしなければ進行しますし、治療が早いほど負担も軽いのです。静脈内鎮静法という麻酔によって、痛みを感じず、リラックスしながら治療が受けられる技術があるので、試してみるのもいいと思います。

③　痛くなるまで歯科医院に行かなくても大丈夫だと思っている

痛くなってから歯科医院にかかると、手遅れになり、歯を抜かなければならない場合もあります。定期的に歯科医院にかかることが、歯と健康を守ってくれます。

④　痛みが治まれば治療をやめる

応急処置によって痛みを抑えても、きちんと治療をしなければ、いずれまた痛みが出たり、治療が必要になります。痛みがなくなる＝治ったというわけではないので、自己判断で通院をやめるのは避けてください。

⑤　予防やプラークコントロールを軽く考えている

歯周病の原因は歯に付いたプラークです。歯磨きだけではすべてのプラークを落とすことはできず、また、プラークが石灰化して歯石になると、歯ブラシでは落ちません。そうなると、歯科医院でプロによる歯のクリーニングや歯石取りを行う必要があります。歯科医院で正しい歯磨きを習い、毎日の歯磨きと歯科医院での定期的なクリーニングを行うことで、真の予防ができます。

私のオフィスが心掛けている17のポイント

最後に私のオフィスが心掛けている17のポイントをお伝えします。

私は歯科医へのコンサルティングも行っており、そのときにも伝えている点です。皆さんが歯科を選ぶときも、これらのポイントがクリアされていれば、安心して治療を受けられると思います。

(1) **清潔第一**……清潔であることを大切にしています。例えば、白衣は毎日交換していますし、白衣での外出は不衛生であるため私のオフィスでは禁止しています。また、院内感染が発生しないよう日々対応しています。

(2) **患者の顔にタオルを**……治療中に出てしまう削りカスや、目に入ると危険な薬剤が飛んで付いてしまわないよう、患者の顔にはタオルを掛けています。

(3) **口の中に傷を付けない**……基本的なことではありますが、患者の頬や舌に傷を付けないよう細心の注意を払っています。

(4) **完全個室治療**……プライバシーを保護するため、完全個室の状態で治療を行っています。それにより、歯科医自身も治療に集中することができます。

(5) **健康管理**……患者へ最高の治療ができるよう、歯科医自身がきちんと健康管理を行っています。特に食生活には気を使っています。

(6) **カウンセリングの実施**……必ずカウンセリングを行い、患者が納得してから治療を始めるようにしています。患者の承諾なくいきなり歯を削ったりはしません。

(7) **拡大鏡を使用**……歯科治療は細やかさが必要とされる治療です。そのため、拡大鏡を使用しています。

(8) **患者の痛みを抑える治療**……なるべく痛くない治療をするよう、心掛けています。

(9) **品質管理の徹底**……品質管理を徹底しています。期限切れの材料は使用しません。

(10) **若く美しく**……歯の治療だけでなく、若く美しく元気に暮らせるよう、健康管理についてもアドバイスしています。

(11) **緊張感をもった対応**……いかなる治療も緊張感をもって行っています。医師、スタッフともに、ある程度の緊張感がないと医療ミスが起こりやすくなります。

(12) **問題解決はその場で**……ヒヤリ、ハッとしたことは後回しにせず、必ずその場で解決するようにしています。医療事故を事前に防ぐために徹底しています。そのため、私のオフィスではこれまで大きな事故を起こさずにいられました。

(13) **ストレスフリー**……患者にとってストレスフリーな治療を行うようにしています。例えば、私のオフィスでは患者が眠った状態で治療をする「静脈内鎮静法」を併用しています。麻酔科の医師が全身管理を行っているため、安全に治療を進めることができます。

(14) **完全禁煙**……私のオフィスでは歯科医、スタッフともにたばこを吸いません。

(15) **研修会への参加**……医療は日進月歩の世界です。より良い治療ができるよう、積極的に研修会に参加しています。

(16) **発ガン性物質を含む薬剤は使用しない**……例えば神経を取る治療に使う薬剤など、発ガン性物質のホルマリン系の薬剤は使用していません。

⒄

治療の録画……治療はすべて録画をした状態で行っています。治療を録画している目的は次の２つです。

・患者に歯がどんなふうに良くなっていくのかを安全に見せることができる

・歯科医が前回の治療内容を確認し、今回の治療の質を上げることができる

おわりに

医療の急激な進展に伴い、長生きできることはもはや当たり前になりました。しかし、その裏側で寝たきりや、本人の意思に反した延命治療などの問題が浮上し、「どれだけ生きるか」から「どのように生きるか、どのように死ぬか」という考え方にシフトしています。人間の生涯は限られており、誰もが必ず死に直面します。重要なのはどういった終末期を迎えるかということであり、理想的な老後、終末期についてはある程度の年齢になったら考えなくてはなりません。

死生観とも言い表せるこの考え方は今やメジャーなものとなりました。しかし、生や死について考える機会は増える一方で、実際に行動に移している人はまだ少ないように感じます。

２０２０年から猛威を振るってきた新型コロナウイルス感染症の影響により、世界中の予防意識は格段に高まりました。日本も例外ではありませんが、それは目先の危機に対する一時的な予防に過ぎません。将来の健康に対する予防意識はいまだ低いままです。

今、あらゆる医療問題について考えを改めるべきときが来ています。

ＳＮＳでは毎日のように医療従事者から悲鳴が上がっています。医師や病床が足りない、当たり前の医療ができないなど、逼迫している状況を伝えることは大切です。休みを返上してまで治療を行う方たちには同じ医療従事者として敬意を表します。しかし、なかには「私たちだって怖い」「診たくない」という声も見掛けます。厳しいことを言うようですが、それは医療従事者としては失格だと思っています。医療従事者はこれまでも感染の危険性について勉強をしてきたはずです。いかなる状況であっても、現場に立つことを恐れていては最善の対処はできません。医療従事者が本気で患者に向き合い、目の前の問題だけでなく、将来のことも考えて取り組まない限りこの先日本の未来はないと考えています。

それは患者側も同じことです。少し医療従事者に向けての思いも綴りましたが、やはり大切なのは患者自身の意識を改めることです。「病気になったら治す」という考えで医療に依存していては、将来高い治療費が払えなかったり、病院に受け入れてもらえなかったり、結果的にしわ寄せがくるのは自分です。切り取られたニュースの情報だけを信じ、自分で情報を取捨選択する能力を身につけないでいると、何が真実かも分からず、何も考えない人になってしまいます。

医療問題を他人事のように考えてはいないでしょうか。「寝たきり」という言葉は知っていても、実際に高齢者が病院のベッドに並んでいる現場を見たことがある人はどれくらいいるでしょうか。自分もやがてそうなるのだと危機感を抱き、具体的に対策をしている人はそのうちの何割なのでしょうか。

医師や病院に頼らず、１００％自分の力で予防をするべきだと言いたいわけではありません。大切なのは、自分で調べて、情報を吟味し、信頼できる医師を探すことです。

本書を読んだ方には少しでも予防に意識を向けて、何らかの予防治療に一歩踏み出していただきたいと強く願います。

金子泰英（かねこ やすひで）

医療法人KANEKO DENTAL OFFICE理事長／院長

1971年栃木県生まれ。1995年に日本大学歯学部を卒業し、3年後にKANEKO DENTAL OFFICEを開業。2015年に宇都宮に移転すると同時に法人化。アメリカ、スウェーデン、ドイツなどで歯科治療の研鑽を積み、保険診療が当たり前になっている日本の医療制度に疑問を感じた。より高度な治療をするためには自由診療での治療が必須だと考え、現在は完全自由診療で歯科治療に従事している。

また、5年前からはカンボジアでボランティア活動を行っており、予防医療の重要性を再認識するに至る。

前著に『あなたの歯のかみあわせのコンプレックスを幸せにかえてみませんか？』（海苑社）がある。

本書についての
ご意見・ご感想はコチラ

予防弱者

知らぬ間に不健康に陥る日本人

二〇二一年一一月一八日　第一刷発行

著　者　金子泰英

発行人　久保田貴幸

発行元　株式会社 幻冬舎メディアコンサルティング
〒一五一-〇〇五一　東京都渋谷区千駄ヶ谷四-九-七
電話　〇三-五四一一-六四四〇（編集）

発売元　株式会社 幻冬舎
〒一五一-〇〇五一　東京都渋谷区千駄ヶ谷四-九-七
電話　〇三-五四一一-六二二二（営業）

印刷・製本　中央精版印刷株式会社

装　丁　秋庭祐貴

検印廃止

Printed in Japan　ISBN 978-4-344-93691-1 C0047
幻冬舎メディアコンサルティングHP　http://www.gentosha-mc.com/